U0674417

风雨医路50载

第一辑

魏玉香 著

全国百佳图书出版单位
中国中医药出版社
·北京·

图书在版编目（CIP）数据

风雨医路 50 载 . 第一辑 / 魏玉香著 . —北京：
中国中医药出版社，2022.5
ISBN 978 - 7 - 5132 - 7577 - 4

Ⅰ.①风…　Ⅱ.①魏…　Ⅲ.①中医师—生平事迹—
中国—现代 ②中医临床—经验—中国—现代
Ⅳ.① K826.2 ② R249.7

中国版本图书馆 CIP 数据核字（2022）第 071514 号

中国中医药出版社出版

北京经济技术开发区科创十三街 31 号院二区 8 号楼
邮政编码　100176
传真　010-64405721
河北省武强县画业有限责任公司印刷
各地新华书店经销

开本 880 × 1230　1/32　印张 8.5　字数 168 千字
2022 年 5 月第 1 版　2022 年 5 月第 1 次印刷
书号　ISBN 978 - 7 - 5132 - 7577 - 4

定价　50.00 元
网址　www.cptcm.com

服 务 热 线　010-64405510
购 书 热 线　010-89535836
维 权 打 假　010-64405753

微信服务号　zgzyycbs
微商城网址　https：//kdt.im/LIdUGr
官 方 微 博　http：//e.weibo.com/cptcm
天猫旗舰店网址　https：//zgzyycbs.tmall.com

如有印装质量问题请与本社出版部联系（010-64405510）

　　呈现在读者面前的《风雨医路 50 载》，是现北京东城中医医院针灸科主任医师，原甘肃省康复中心医院中医科主任**魏玉香**同志的倾情力作。以父亲寄托"学医治病救人"为奋斗目标，用她一个个短小而真实的故事，讲述了在医学路上走过的 50 年人生坎坷之路。所谓"一针一草"者，用最简单、最自然的办法来自治或医治所染之疾、所积之痼也。粗览此书，文如其名，既有中药的故事，如制膏丹丸散的技术、土方、验方、家传方、针灸手法等，又有作者多年从医研修的亲身感受、体会心得。有病治病，无病防病，有探究真知之意，无哗众取宠之心。道法自然，来于自然，成于自然，妙在自然！

　　魏玉香同志是甘肃省第三批名中医，甘肃省针灸学会副会长，甘肃省中医针灸康复重点学科带头人，甘肃省针灸康复专业委员会主任委员，甘肃省第五批中医药专家学术思想继承指导老师。她发表论文 10 余篇，其中《脑瘫丸对缺血缺氧幼鼠认知障碍及细胞的保护》被 SCI 引用。主编《常见脑病的中医治疗与康复》（已再版 3 次）等 4 部专著，参编著作 4 部。参与国家级科研课题 2 项，主持完成省级科研课题 9 项（获省长基金 1 项）。获中国民族医药学会三等奖 1 项，甘肃省康复医学科技进步一等奖 2 项、三等奖 2 项。本书是其最新完成的、集中医研究与自身成长故事相结合的作品，读来新鲜悦目、丰富知识、趣味横生。

魏玉香同志之所以能成此作，与她的长期刻苦努力分不开。其自幼酷爱中医，14 岁便步入从医之路，是一个学徒派，采药篓、药碾子伴随其身，浓浓艾灸烟、小小的银针陪她成长。她先后生活在山东和甘肃，在缺医少药的沂蒙大地和黄土高坡的艰苦条件下，她丛林寻药狼蛇伴，救死扶伤笑开颜。背起药箱，守护人民健康，拿起产包推广新法接生，消灭新生儿破伤风，架起大锅熬药，遏制各种疫情蔓延，为救苍生她从不放弃。自学考试，以"大雪门外的听课生"获得兰州市十大优秀考生。从赤脚医生一路走来，先后步入甘肃中医学院（现甘肃中医药大学）和中国中医科学院广安门医院学习，得到谢海洲、刘保延、冯兴华、金安德等老一辈名家的指教。1994 年调入甘肃省康复中心医院（三甲康复专科医院，全国三级残疾人康复中心），其后担任了该院中医康复科主任。在其勤奋努力和老师同行的指导帮助下，才能得以充分展现，在临床、教学、科研等取得一系列的成绩。她对中医方药及针灸手法的见解精辟独到，能在古方中窥见新意，因此在临床上面对各种疾病时针药并用，手法独特，治法面广，屡起沉疴。谢海洲老师将其研究 50 年的脑病经验方传授于她之后，着手研制脑瘫丸，并配合独特的单手进针法，治疗中风偏瘫、小儿脑瘫、智力低下、颅脑外伤有独到之处。此外，研究出宫廷药灸术治疗颈肩腰腿痛等多项新技术，效果显著，美国、法国等脑病患者纷纷前来就诊。

魏玉香同志不仅医术高明，且医德高尚。在其从事中医针灸 50 多年生涯中，以爱心、耐心、细心、同情心的理念，全心全意服务于患者。2009 年，荣获甘肃省政府"为残疾人做出突出贡献"先进个人，2018 年被评为中华针灸界"十大创新人物"。兰州军区原司令员董占林誉她为"神针"，一位患者送她"一只银针通脉络，康复医院女华佗"的牌匾，以表对其医术医德的敬仰。

魏玉香同志的为人为学及服务理念，成就她给父亲一个合格的答卷。《风雨医路 50 载》是一本中医入门的好书，适合中医科研、临床工作者阅读，也可供中西医院校学生、中医药爱好者学习。

故乐为之序。

中国中医科学院广安门医院

2022 年 4 月

一个大雪的夜晚，在沂蒙大地，一个茅草屋内，父亲患肺心病心衰，却无钱无医救治。临终前紧紧地抓住我的手，断断续续地说："你长大后要学医治病救人。"说完便撒手而去。父亲的遗言，是我奋斗的目标，力量的源泉。

1970年8月1日，14岁的我踏上漫长的医学之路。在老师的指导下，我背起药篓、拿起镢头进入深山采药。

少女采药白云间，腰系绳索峰上攀。

丛林寻药蛇狼伴，救死负伤笑开颜。

我架起炉灶在烟雾中熬膏炼丹，摇起竹匾制作丸散，提起产包推广新法接生，消灭新生儿破伤风，捻动小小银针为众生除疾疴，医书是我50年的伙伴。在各类瘟疫面前，赤脚医生站在没有硝烟战争的第一线，与瘟疫零距离接触，架起大锅熬药，控制甲肝、流脑、霍乱、伤寒、麻疹等疫情的暴发。背起消毒器，走在"除四害、讲卫生"的前沿。那时的我常常背着药箱，哼着小调："赤脚医生向阳花，贫下中农人人夸"，像飞燕一样，走乡串户，为人民的健康站岗放哨。

我从当年的一个赤脚医生一路走来，有幸步入甘肃中医学院（现甘肃中医药大学）和中国中医科学院广安门医院学习，得到谢海洲、刘保延、冯兴华、张仲薇、金安德等专家的指导，借鉴他们的宝贵经验，不断吸取国内外研究成果，总结出系统的中西医结合方法，归纳出一套行之有效治疗脑病的方案。谢海洲老师将其研究 50 多年治疗脑病的经验方毫无保留地传授于我，甘肃省康复中心医院批准为院内制剂，给甘肃省上万名脑病患者带来了福音。在科研方面，《脑瘫丸对缺血缺氧幼鼠认知障碍及细胞的保护》被 SCI 引用，并且完成 9 项科研，获奖 5 项，发表论文 10 余篇。为顶住贬低中医甚至取消中医的歪风，我自费调研，历经两年，奔平凉、访定西、下甘南，在领导和同事的帮助下，我在 2009 年两会期间提案《关于振兴发展甘肃省中医建设的几点建议》，在 600 多份提案中被评为四大优秀提案。时任甘肃省政协副主席的张世珍督办落实此案，甘肃省康复中心医院中医科，从我一个人，一张床，一张桌子，一间 9 平方米的治疗室，在刘维忠厅长的大力支持和发展中医的大好形势下，建立了 30 张床位，28 个医护人员，被评为甘肃省第四批传统康复重点学科。

发扬、保护、传承、挖掘中医。在业余时间，我不断总结经验，主编医学专著 4 部，参编 4 部。

不断创新研究。2016 年，我与北京中医药大学东直门医院疼痛科主任刘长信共同在宫廷中医资料的基础上，挖掘、研究创建"宫廷灸术"，治疗颈椎病、椎间盘突出、膝关节病等。北京中医药大学深圳医院、北京中医药大学东直门医院国际部、北京东城中医医院等全国 20 多家医院都引进了宫廷药灸疗法，为众多患者解除了痛苦。

一花盛开不是春，百花盛开春满园。我坚决要求女儿张慧卿报考中医，她现为国医大师金世元亲传弟子、海军军医大学中药方剂教研室主任、副教授、硕士生导师。同时我还带教甘肃、山东、青海、北京、承德、通辽等地的 14 名学生，毫无保留地将我 50 年的临床经验传授给他们。他们中间有正高、副高、科室主任、研究生，让中医传承在他们中间开花、结果。

我从一个拔艾草的小闺女，成长为甘肃省名中医，甘肃省针灸学会副会长，中医针灸主任医师。让在九泉之下的父亲，谢海洲老师微笑！

本书用一个一个真实的故事，讲述我 50 年风雨中医之路。既有采药、制作膏丹丸散的方法，也有土方、验方、家传方、针灸治疗等。历经数载，广泛征求意见，数次易稿，方成此书。第一辑主要讲述我的学徒之路，第二辑总结我的发展和科研过程，以及 50 年的临证经验。

由于本人水平有限，书中难免有不足之处，望同道提出宝贵意见。书中提到的土方、验方等有的是在特殊的年代使用，非医学人士请勿照搬套用，需在医师的指导下参考使用。在本书编写过程中得到领导和朋友的支持，我的同学高瑞海、王晓霞等同志在百忙之中提供照片和材料，在此表示万分感谢。

魏玉香

2022 年 3 月

第九章　采药、种药

第十章　八岐山的老药农

第十一章　农村常见病

第一章

父亲的遗言，我的学医梦

第一节　父亲因注射鸡血昏迷住院

鸡血疗法源于一段民间传闻——在"文革"期间，公安局逮捕了一位国民党前军统中将的保健医，他提供了一个"秘方"，即蒋介石靠鸡血续命。这被人们广为流传，以讹传讹，最后发展到了怪力乱神的地步。现今看来确实荒唐透顶，但在当时那个信息闭塞的时代，的确是人尽皆知，且闻者必信。这让鸡血疗法蒙上了一层"社会秘闻"的神秘面纱。

这种疗法的神奇疗效无外乎是"有病治病，无病强身"。后又慢慢演变为可以治疗心脏病、慢性支气管炎、心脑血管病、老花眼、脱发等24种疑难杂症，最后成了可以让人"精力旺盛，视力提升，抵抗力强，面色红润，不怕冷，性欲旺，睡眠佳，大便畅"。1966年"文革"爆发，"鸡血疗法"一时遍布神州大地。根据不完全统计，有27个省市的医疗单位和个人收到了俞昌时的鸡血疗法宣传单，说这种治疗方法"国际领先"，已经有很多老干部在私下使用。

那时候大报小报皆在报道，喇叭里天天广播，宣传"鸡血疗法的疗效显著奇特，广大工农兵热烈欢迎，对备战、备荒、人民将是最大的贡献"。当时刚满十岁的我清楚地记得，《鸡血疗法》是一个小册子，一本是一元五毛钱。作者是俞昌时医生，他是上海永安棉纺三厂的大夫，他爱钻研问题，事事都求个究竟。有一次，他在鸡的肛门里量了一下温度，发现鸡的体温高达 43℃，因此判断鸡血的发热功能非常强，可以促进新陈代谢，有抗菌、抗毒的功效，于是他决定尝试注射鸡血。他在群众面前给自己打了几毫升新鲜鸡血，不仅没有出现任何不良症状，还面色红润，精力充沛。从此之后，先后有 40 多人让俞昌时给自己注射了鸡血。

据俞昌时印发的《鸡血疗法》描述，他先在自己身上做试验，注射了两天的鸡血，觉得"精神舒适，食欲增加"，三四天后，"脚癣和皮肤病等痼疾同时痊愈了"。他又给亲友注射，自己的女儿腹痛，注射一次就好了；一位背部有蜂窝组织炎的患者，注射三次痊愈；一位患阴道瘤的女性，注射两次也恢复了健康；他自己咳嗽，注射鸡血几分钟就可抑制病情。鸡血对支气管哮喘患者也有奇效，睡觉时不再哮喘，睡得香甜。打鸡血已经成了当时的灵丹妙药，包治百病。

鸡血疗法和当时"少花钱，治大病；不花钱，也治病"的口号不谋而合，一时间风靡大江南北。就连我们杨善公社卫生院每天早上都有人在医院门诊外抱着公鸡排着长队，准备打鸡血。父亲因患严重的肺气肿而病入膏肓，屡治无效。病急乱投医，他抓住了打鸡血这一救命稻草。父亲买不起《鸡血疗法》一书，托熟人到五井公社医院借了一本，然后自己手抄下来。

母亲和邻居都支持父亲打鸡血，刚好我们家还养着几只鸡，其中还有三只小公鸡。早上天刚亮，母亲就把我叫起来，堵在鸡窝门口抓鸡。我还算顺利，一把揪住了一只刚会打鸣的白公鸡，母亲把公鸡腿绑起来放在篮子里给我提着，我便和父亲去公社卫生院打针。不到三里路却已不记得父亲休息了多少次，他骨瘦如柴，走几步就张口喘气，走不动了就只能坐在路边歇一会。那只鸡也在篮子里不断地挣扎，叫个不停。好不容易到了医院，就医的患者一个个排着望不到尾的长队，人人提着装鸡的篮子或网兜等待着护士叫号。等了好长时间才喊到父亲的名字，我一手扶着他，一手抱着鸡进诊室后，有一名护士帮忙逮住鸡，从一边翅膀的静脉血管中抽出鸡血。由于一次能抽的鸡血不多，要抽几回，每周注射一次。抽血时，强壮的公鸡会拼命挣扎，咯咯哒地叫个不停，一旦挣脱，满屋飞窜，所有人都忙着去追，顿时乱成一团，鸡毛与灰尘齐飞，吵闹与欢笑声响彻大厅。地上到处遗留着肮脏的鸡毛和鸡屎，那气味与消毒水的药味混合后有种无法形容的刺鼻味，这家医院已经成了屠宰场……

父亲注射鸡血后，立即出现高热、寒战，全身都起了荨麻疹，伴有胸闷、气短、头晕、眼花、四肢无力；双眼球结膜充血，很快面色苍白，昏迷，心音快而低弱，血压也测不到了。他被抬到抢救室时已呈濒死状态，医生一个个都惊慌失措，不知道怎样抢救。幸好当时医院里还有个"技术权威"，他是前国民党的大校军医，待人非常和善，技术很好，在当地很有名气，后来经常受到批判，被安排劳动改造（扫厕所）。由于他技术高超，给某主任的母亲治好了胆囊炎，他被"半解放"。即一边干业务，一边接受群众监督。那些年轻医生把正在打扫厕所的他叫到病房，他随即给父亲注射肾上腺素，吸氧，补液，用升压药、静滴地塞米松等。经过几个小时的抢救，才把父亲从鬼门关拉了回来。第二天，父亲病情好转，我也给父亲带来了惊喜，撰写的《我的一支笔》在潘家布学区作文比赛中获第一名。我要让父亲高兴，因为他非常重视我的学习。他对我讲得最多的一句话就是："万般皆下品，唯有读书高。"送我上学时，经常揪着我的羊角小辫说："好好学习，将来考上大学，做一个女记者、女作家。"当他看到获奖证书时，他痛苦的面孔露出了一丝欣慰的神情。

第二节　卫生所的灯光

1970年2月5日，一个大雪纷飞的夜晚，沂蒙山区八岐山脚下，有一个缺医少药的小山村，就在这个村子里，有我家的三间茅草屋。油尽灯枯的暗淡光景里是我那患有肺心病和心衰父亲的垂死挣扎，他全身浮肿，口唇发绀，呼吸困难。此时我像热锅上的蚂蚁，心急如焚地奔波在冰天雪地中。为了给父亲求医，我踏着没过膝盖的雪，深一脚浅一脚地走到卫生室的门前，苦求医生赶快救救我的父亲。我哭喊了好一阵子，才透过被冰雪遮盖的窗口，借着微弱的灯光，依稀地看着屋内的白色身影，当时觉得心里的一块石头落地了，父亲有救了。我在雪地里不知站了多久，只觉得鞋和脚都与冰雪包裹在了一起。当卫生室的门打开时，我急忙上前挽住医生，怎想我的鞋底竟掉了，这双母亲一针一线做的布底鞋已经让六个兄长和姐姐穿过。我光着麻木的双脚在大雪中走了一公里的路才到家。透过灰暗的煤油灯光，我看到父亲面色紫灰，脸肿得眼都睁不开，额头上布满了豆大的汗珠，奄奄一息地张着嘴。母亲一边给父亲捶背，一边安慰他说医生来了。全家人的目光都盯着请来的救命大夫身上。谁想到那医生给父亲打了一支注射用水后，看到母亲从褥子底下只翻出五分钱，竟斜视母亲一眼后，扬长而去。我和母亲都咬住嘴唇，眼泪一直往下流。父亲摇摇头又摆摆手，随即抓住我的手，嘴唇微微颤动，我的耳朵紧贴在他的嘴边，听见他断断续续地说："小闺女啊，你长大后要学医治病救人！"父亲的遗言是我一生的奋斗目标，就在那时父亲去了，我把这句话永远铭记在心！我从一个天真的孩童成长为一个明事理的大人，就在于深刻地体会到了没有能力救自己至亲所带来的悲哀。住在我们村尽头的魏书记前来探望我们，他给我擦干眼泪，语重心长地说："不要哭，眼泪救不了你家老人，我是站出来的革命干部，我要让你做个医生，救死扶伤，了却你父亲的遗憾。"家父去世后无钱埋葬，也买不起棺材，挖了个土坑就下葬了。

父亲一生研习道教，上懂天文，下知地理，熟悉八卦、祝由，琴棋书画可谓样样精通。为大伙治病分文不收，我从记事起就天天跪在矮凳上，趴在桌子上为父亲研墨。那些被蜈蚣咬伤、毒蝎子蜇伤的患者，父亲用祝由十三科给他们治病。左右邻村的人们婚、丧、嫁、娶等大型活动也都少不了父亲的笔墨。直到今天，老一辈的村民还时常回忆起父亲在世时的那些光景。

早年间，村里东小章和西小章兄弟俩为争地打官司，一打就是三年。长辈们反复讨论后推荐父亲写状文，父亲写道："是地无地，以碑为界。"随后西小章赢了官司。县长太爷要把我父亲请来，长辈带着他来县长门前报到。而县太爷却坐在大堂上黑起脸来说："为什么带个顽童小儿上堂？"家父答道："大老爷，是你叫我来的。"县大老爷神情呆滞地回问："状文是你写的？"父亲点点头。"你叫什么名？""魏宗珍。""今年多大？"父亲回答："12岁。"大老爷看着眼前这个穿着袖口上打着补丁的深蓝色布袍，又黑又瘦，个头矮小的毛头小子说道："大胆小儿，要讲实话！说错半点，打你四十大板。"父亲说："大老爷，地里有块大石碑，上面有一个鸟窝，我找了个梯子上去掏鸟蛋时，看到碑上刻着碑以东是大儿子东小章的地，碑以西是二儿子西小章的地，所以写'是地无地，以碑为界'。您派人去看看就知道了。"大老爷走到父亲面前，揪着父亲的小辫子问："你上的什么学？"父亲回答："私塾三年级。"老爷自言自语道："东小章出了个秀才魏云贵，西小章要出状元喽。"说罢便给了父亲二两银子，叫父亲回去好好上学。谁曾想到一个12岁的顽童只用八个字就打赢了几年都没打赢的官司。后来由于兵荒马乱，又加上爷爷英年早逝，与文化人的身份地位无缘。一个十里八乡人公认的土秀才，年仅55岁，就带着"牛鬼蛇神"的帽子含恨九泉。

我没有忘记，1966年的夏天，一群人在我们家敲锣打鼓，要父亲交出"毒书"，父亲拿着一部祝由科和一部骡马经的书，送给当时的团小组长，父亲用颤抖的声音说："我把'毒书'全交出来了，二侄子，你小时候长疙瘩（腮腺炎），我就按这本书上的理论指导给你治好的。"父亲用发抖的双手将他读了几十年的书交给了那些人。后来，父亲整整几天没有吃饭，一直自言自语地说："这么好的书失传了。"

埋葬父亲后，我冻伤的脚肿得像面包一样，又流脓，又流水，又疼又痒，昼夜难眠。一个14岁的孩子挂上了拐杖，母亲找来的柿子皮也治不好，母亲四处奔波却借不到半毛钱。隔壁的三叔上山打了一只野兔，剪下兔毛烧成灰，二大娘送来香油将灰调成糊状，涂在冻疮处，母亲又找来艾叶给我施灸。用这个土单验方治疗7天后，冻疮痊愈了，我也因此与艾叶结下了50年的不解之缘。然而祸不单行，父亲去世后不久，因历史原因失去了学习的机会。这对我来说是个不小的打击，当背着书包离开学校的时候，我感到天昏地暗，一步一回头地看着山坡上的几间土坯屋，眼泪不住地流。那时还下起了大雨，狂风把一片片长得一米多高的玉米吹得左摇右摆，我就读了7年的学堂在这片玉米地中时隐时现，好似在与我告别。雨水会冲走那最后一抹忧伤，我就这么思量着躲在了一棵大树下避雨。年少的我用几句顺口溜诉说着当时难过的心情：

狂风拨开路边竹，

山雨压倒茅草屋。

有的坏人不讲理，

满腔悲愤向谁诉！向谁诉！

从此，我成了人民公社的小社员，起早贪黑跟着社员下地干活。一天生产队插地瓜秧，我挑着两半桶水，忽然听到郎朗的读书声，两条腿不由自主地走到教室窗下，听老师讲课，把干活的事都忘了。突然生产队长一巴掌打在我的脸上，打得我两眼直冒金花，鼻子流血，巴掌在我脸上留下了深深的红印，他凶狠地说："牛鬼蛇神的狗崽子，跑到这里偷懒。"回到家，我一头扑到母亲的怀里大哭一场，母亲一边流泪一边说："这狼爪子太狠，这样打一个小孩子！"下午我坐在泥河边，望着波浪滔滔的泥河水，带着悲观的心情，写下这样的诗句.

泥河水滚滚流，

记下少女辍学仇。

乌云压顶，

天地暗。

满腔怒火，

冲霄汉！

梦中在教室听老师讲课，自己的笑声把我叫醒。东方欲晓，上工的号子响了，我哭个不停，眼睛肿得像杏子一样，拿起镢头、铁锹挖土方，破石块，整修梯田。休息时我从书包里拿出父亲留下的《新华字典》阅读，表嫂把她父亲（山东中医学院李守恒教授）送她的一本《中医学概论》给我看，此后这两本书成了我的伙伴。

第二章

踏上学医路

第一节　新医疗法学习班

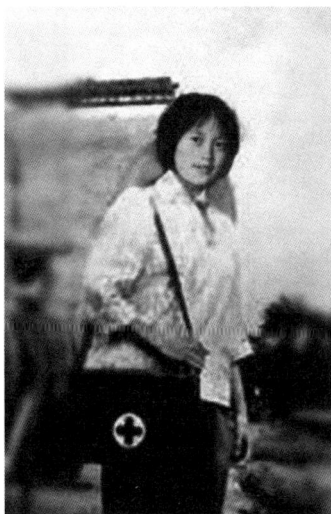
当年我做赤脚医生的照片

"赤脚医生"是一个让年轻人感到陌生的名词。1965年，国家要把医疗卫生工作的重点放到农村去，要培养一大批农村养得起、留得住，在大队卫生室当起记工分、吃农村口粮的"赤脚医生"，为农民看病服务。经过短短几个月培训的农村赤脚医生如雨后春笋般成长起来，靠"一根银针、一把草药"为百姓防病治病。从此，幸运的我扛起锄头，背起药箱，没有编制，只记工分，走在浩浩荡荡的百万赤脚医生队伍中——这一走就是50载春秋。

1970年，为实现全国合作医疗一片红，公社推广合作医疗制度，办起了"新医疗法学习班"。由临朐卫生局组织的"六二六医疗队"的医生和解放军做教员，培训公社卫生院的人员和准备做赤脚医生的农民，大力推广"针灸、中药"治疗各种疾病的先进经验。

那年8月1日，我正在生产队和社员一起在地里拔草，突然村里的大喇叭喊："魏玉香，听到广播后，立即到村办公室来。"我上气不接下气地跑到委员会，村党支部7位领导都在，李委员说："告诉你一个好消息，党支部一致通过，叫你上卫生所。"我不敢相信自己的耳朵，魏书记说："为响应'六二六指示'，把医疗卫生的重点放到你这里，我们合作医疗选拔一名女赤脚医生。条件主要有三部分：一是贫下中农子女，根红苗正；二是医学世家；三是初高中毕业，且略懂医术知识；半农半医，留得住，养得起，为贫下中农防病治病，记工分。你和大寨铁姑娘一样每天记7工分。农民每人每年交1元合作医疗费，大队再从集体公益金中人均提留1元钱作为合作医疗基金。群众每次看病不收挂号费，看病吃药就不要钱了。可有一条，对象必须在本村找。"他又说："这个学习机会本来是给贫下中农的子女的，可是公社有文件，现在每个村都得有一名女赤脚医生，必须是初中毕业。担负全村的计划生育工作，推广新法接生，普查妇女常见病、多发病。你毕业这几个月干得很好，带领大家学习《毛泽东选集》，创作的三句半、快板、小品都受贫下中农的好评，你是中农的子女，是团结的对象，准备叫你学习去。"我顿时热泪盈眶，接过通知，给全体支部领导班子深深鞠了个躬后，便一溜烟地跑到村西头丘陵上，一边拔艾草一边高呼："我要当医生了，当医生了！"这呼声响彻云霄。

第二天，在母亲的陪同下，我跪在父亲的坟前，将我写的顺口溜焚烧。

父亲惨死在九泉，

满腔怒火胸中燃。

立下意志攻医关，

医不成功心不甘。

大家知道我要学习去，小姨送来一个洗脸盆，二姐送来一条毛巾，我二叔送来一支笔，还带我到大队开了介绍信，他用独轮车推着玉米，帮我到杨善粮站换粮票，安堂家二嫂送了我一把梳子，母亲给我准备了一个大红包袱，里面包着我的生活用品。这一天母亲送了我一程又一程，最后她从袖筒里拿出一个煮鸡蛋，说："近年来你生日都没吃过鸡蛋，娘心里难受。"她看着我吃下鸡蛋后才离开，看着母亲的背影，她的头发已花白了大半，我心里五味杂陈，发誓要好好学医，让母亲健康长寿。

我步行到五井四中门口，学校门口挂着的横幅上面写着："落实六二六指示，把卫生工作的重点放到农村去，欢迎新医疗法学习班的同学，向解放军学习。"教室在五井四中，宿舍也在四中。开学的第一天，卫生局的领导带领我们学习1968年上海《文汇报》刊载的一篇文章，题目是《从"赤脚医生"的成长看医学教育革命的方向》，这是一篇关于上海川沙县（今上海市浦东新区川沙镇）江镇公社培养赤脚医生的调查报告，文中介绍了黄钰祥、王桂珍全心全意为农民服务的事迹，这篇文章第一次把农村半医半农的卫生员正式称为"赤脚医生"。那几年，为落实国家"把医疗卫生工作的重点放到农村去"的指示，赤脚医生遍地开花，培训班没有固定的教材，实行"开门办学"，向工农兵学习。解放军医生又发明了新医疗法，多地开办针灸班，请附近一所驻军的卫生员来给大家讲课。

卫生局领导还带领我们学习三〇一六部队卫生科军医——赵普羽的先进事迹。1968年10月30日的《人民日报》以"靠毛泽东思想打开了聋哑禁区"为题，介绍了解放军三〇一六部队卫生科驻辽源聋哑学校医疗队，用小小银针撬开了聋哑"禁区"，使聋哑人开口说话的事迹。全校168名学生，124名有了听力，125名能说话，47名能高唱《东方红》。为了取得最有效的结果，战士们你给我扎，我给你扎，耳朵扎得嗡嗡响，嘴巴扎得吃饭都困难，在自己身上反复扎针试验。当时的针灸书上说哑门穴只能扎三至五分，在这个穴位上扎到一寸，就会有生命危险。宣传队的同志们明知山有虎，偏向虎山行。卫生员赵普羽在自己的哑门穴上试扎，银针扎进一寸深时，他的神经有了感觉，手有些软，银针扎到一寸五分时，他感到脑子发胀。这时再往下扎怕有生命危险呀！但他想起"要奋斗就会有牺牲……我们想到人民的利益，想到大多数人民的痛苦，我们为人民而死，就是死得其所"这句话，就一直在自己身上试扎，直到头部有像通电一样的反应，达到疗效最好的深度时才拔出针来。用手一量，已经扎了两寸多深。经过半个月的针灸治疗，孩子第一次会说话了，家人们激动得热泪盈眶。不少人动情地说："我们的卫生战士真是好样的！治好了外国人都治不了的聋哑病，为我们劳动人民争了气！""千年铁树开了花，万年哑巴会说话。"三〇一六部队治疗聋哑病的事例，证明了用政治理论武装起来的同志具有强大的战斗力，什么困难都能克服，什么奇迹都能创造。

我们的老师是解放军402医院的王卫生员、刘卫生员。我们60多人的学习班，大的50多岁，小的十几岁，文化程度也不一样，有的是公社卫生院的职工，有的在合作医疗工作，但大部分都和我一样，第一天走进医学的大门，对医学知识的了解可谓一张白纸，这真是难为了当时教我们的老师。我们的学习内容很简单，包括医学基础知识、针灸穴位及一般常见病治疗。大家都听不懂，我体会到了如聋如哑的真正内涵。老师言：先是按照人体部位认记穴位，互相或者自行在身上试针，体验酸、胀、麻、触电样的感觉；熟背常见病的治疗歌诀——头项寻列缺，腰背委中求，面口合谷收，肚腹三里留，心胸内关求，小腹三阴找，疼痛阿氏穴，水沟急救有。老师也耐心地讲了提法、弹法、插法、捻法、刮法等手法的应用（在针柄上操作）。至于经络理论，老师讲得很少，但我们根据歌诀和常用穴位所治疾病来操作，也能见到疗效。老师讲完后我们跟着老师出门诊，在学习针灸的时候，老师一讲完我们就马上操作，学员们自己扎，互相扎。一个酒精棉球在针上一擦，然后再在穴位处一抹，就算消毒好了。针灸针也缺，一根针、一个酒精棉球可以反复用几个人、几个穴位，直到酒精棉球都变成黑的才不用。我的身上也有几处感染，扎的最多的足三里穴还化脓了。我们常常是一边学，一边出门诊。很多学员完全不懂医学知识，对人体解剖一窍不通，有的人扎针捻转过度，导致皮下纤维组织缠绕，银针拔不出来，我们几个人像小白兔拔萝卜一样，怎么拔也拔不出来，最后针柄拔出来了，针身还在体内，我们便请军医来看，他告诉我们，遇到这样的事不要慌，说着便找来一块吸铁石放在针孔处，很快针身就被吸出来了。他还告诉我们，针拔不出来时要等一下，用手轻轻拍打针孔周围，解除肌肉痉挛，这时候针就能拔出来了。我在之后的几十年临床工作中遇到过几次这种情况，都用老师教的这一招解决了，效果很好。老师还讲："要预防晕针，遇到晕针时要快速取针，喝热水，掐人中，卧床休息，严重的要送医院处理。"

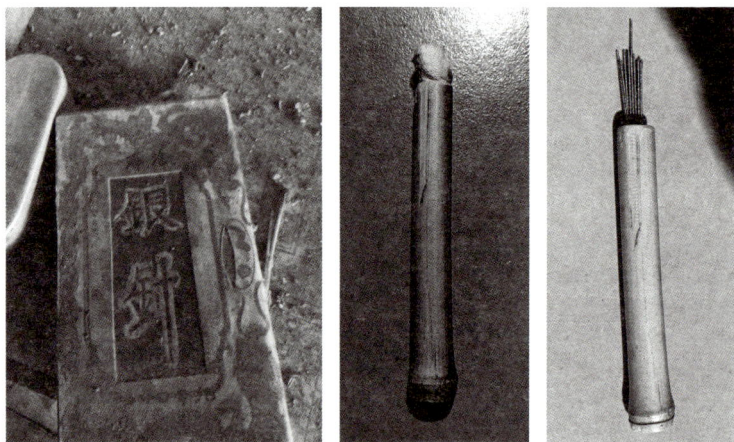

新医疗法学习班发的针灸针

一次，一个50多岁的妇女因肩周炎来就诊，一个学员就给她扎肩井穴，然后直刺、提插、捻转。老师看见后让他马上取针，并狠狠地批评了他。老师说这个穴位很危险，只能斜刺，不能直刺，以免引起气胸。第二天，那位妇女痛得更严重了，来医院问老师："医生，我的肩膀怎么痛得抬不起来？"老师回答："没事，明天就好了！"过几天，她又来找老师，老师给她开了7剂中药回家服，也不知道后来好了没有。一个月的学习，可以说60多个学员都是盲人摸象。

学习班快结束时，意外的事情发生了，我们公社一个学员回家，给他患肺气肿的岳母针灸，她患肺气肿多年，已经发展成肺心病，骨瘦如柴。第一天针灸后效果很好，第二天一下课就又跑到她家针灸，当他针到天突穴时，他想起赵普羽为了给聋哑学生治病，敢在哑门穴深刺，使得患者会说话了，他想，如果在天突穴、云门穴上深刺能治好肺气肿，那也是一个奇迹。不知道他扎了多深，但取针后几分钟，患者突然口唇发绀，呼吸困难，赶紧往医院送，没走几里路患者就去世了。这个同学非常惨，老婆也和他离婚了。这件事引起了很大的震动，老师当时才给我们讲了两天简单的人体解剖学。

第二节　简陋的卫生所

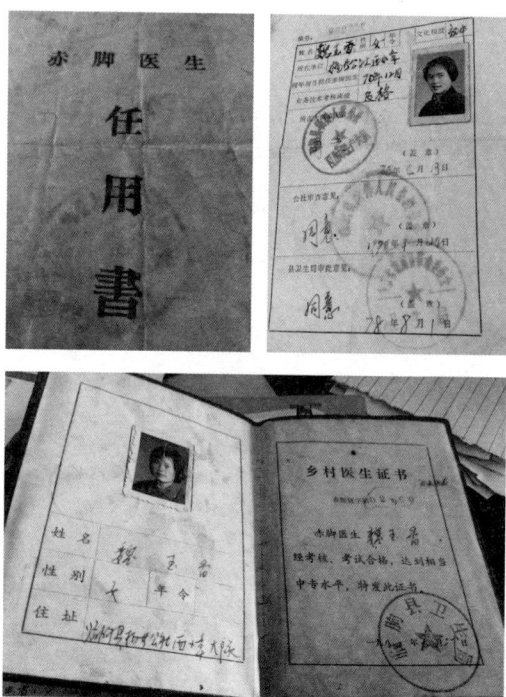

赤脚医生任用书

1970 年 9 月 1 日，我学习回来走进卫生所，试用期是 3 个月，到 12 月份，我正式填表转正为赤脚医生。从此，在药碾子的叮当响声中，一个药篓、一把镢头、一个炮制药的铁锅陪伴我成长。老师教我们蹬药碾子、粉碎药、做艾条，老师还准备一把镰刀，叫我上八岐山采药。由于经常在山里采药，人们都称我是"拔艾草的小闺女"。

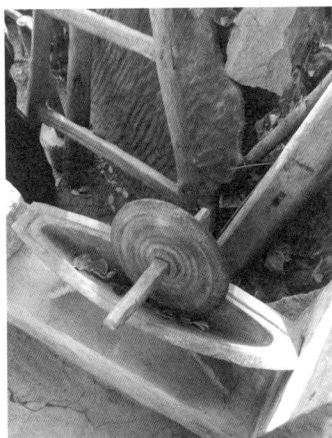

药碾子

卫生所里全部的设施有：2 张二屉桌、1 个脚踏的药碾子、1 把切中药的刀、2 个打水丸的竹匾、2 个针盒、1 把镊子、1 把止血钳、1 个铝锅（每天煮针用）、1 个天平、1 个算盘、1 杆秤。此外，还有玻璃注射器，2mL、5mL 的有 10 具，50mL 的 1 具，都在一个纸盒里装着。注射针头 20 多个，静脉注射针头 6 个，体温计 2 支，手术剪 1 把，出诊箱 1 个，听诊器 1 个。

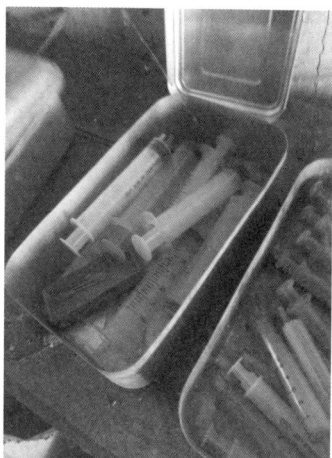

针管

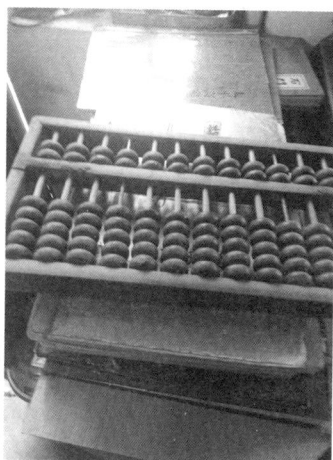

卫生室的算盘

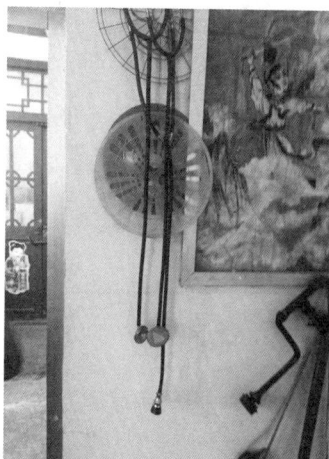

听诊器

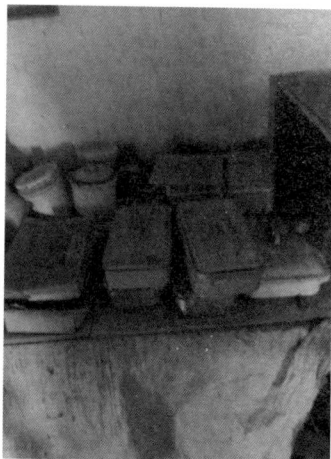

针盒

　　最宝贵就是有两个几百年的药柜，能装几百味中药。中药柜是两位老医生的。有一个自制的木头药架，放着大概40多个品种的西药，如安乃近、复方阿司匹林、对乙酰氨基酚、土霉素、四环素、长效磺胺、黄连素、阿托品、甘草片等，每个品种只有很少一点。还有消炎粉、纱布、胶布若干，以及自制的膏、丹、丸、散，都用玻璃瓶装着。还有几盒安痛定、冬眠灵、青霉素、链霉素（每个月只给一盒）、四环素、磺胺嘧啶、654-2、阿托品、肾上腺素、红药水、双氧水等。墙上还挂着手工做的数个登记本。此外，还有一道靓丽的风景线——两位老中医坐诊。他们都 60 多岁了，一位是张凤咏，出生于中药世家，祖父、父亲都是清朝末年的老中医；一位是家传三代儿科医生魏庆堂。他们有不少的绝技，引来许多患者。

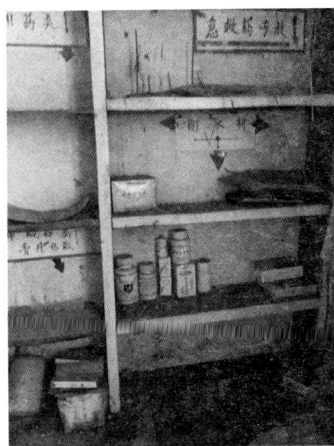

药架

两年后，我们买了两具输液器。遇到感冒高峰期，有时一天十几个人输液。我们只能一输完，便用注射器抽些凉开水冲一下，再放锅里蒸十几分钟。橡皮管因为反复蒸都成了黑管子。那时候液体反应也很多。

那时我每天早晨5点钟起床，然后打扫卫生，背书，挑水。卫生所有一口缸，能盛两桶水。我每天在天刚蒙蒙亮的时候到井上挑水，全村没有带辘轳的井，只能用井绳提水。如果水起满了，我就拉着井绳，站在井口等着大人经过，求他们帮我提水。挑满水缸后，我又烧水煮针管。守护2700多口人健康的卫生所，只有十几个针头和几个针管。我们用一块纱布把针头、针管包起来，放在一个小铝锅里煮20多分钟就用，有时到下午，针头、针管用开水烫一下就用。我经常发现很多小孩的屁股上都有疤痕，都是打针感染造成的。有时候遇上流感，我们挨家挨户打针，一出去就是半天，我只能带着一个大点的针盒，冬天条件好的家庭生火炉子取暖，我把炉子的盖盖好，将针盒煮上几十分钟消毒用。

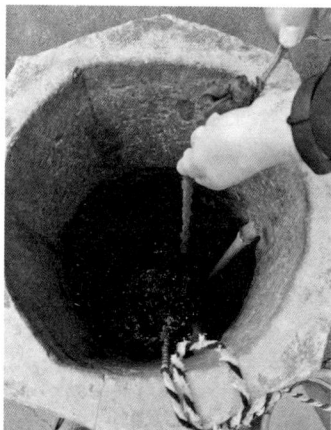

拔水

我一有空闲就在老师的指导下做散剂、丸药、膏药、药酒，我还随身带着针灸针为大家免费针灸。那时患者不少是从外村来的，在那缺医少药的广阔农村里，小儿麻痹肆虐。我们接诊了一个完全不能走路的患儿，老师给他药灸（有时在督脉，有时在各灸区），同时点穴。我每天晚上为他针灸。经过一年多的治疗，他能够走路了，他的家人非常感激我们。尽管走起路来仍是一瘸一拐的，但既解放了自己，又解放了家人。当时农村的常见病、多发病主要是风湿性关节炎、颈肩腰腿痛、头痛、胃病、慢性支气管炎、妇科病、外伤、劳损等，一般的小病小痛我们运用药灸、针灸疗法可以帮助患者减轻疼痛，取得一定的疗效。这样的经历使我懂得了两点：一是中医的疗效，二是百姓的需求。所以我的医学之路受到了前辈老中医的言传身教，我在临床上实践了很多老师的宝贵经验。

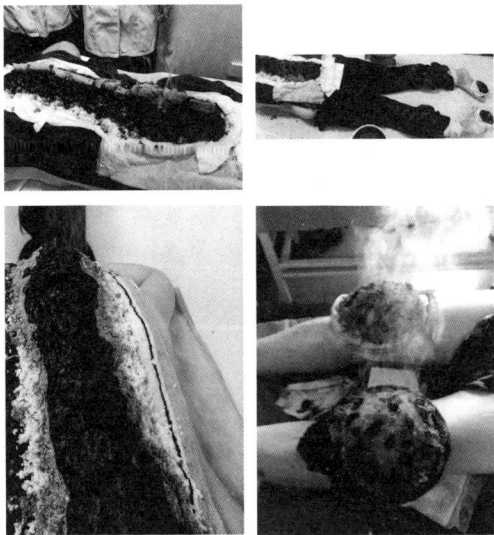

药灸疗法

第三节　突遇晕针

学习结束后，我带着学习班发的材料，用竹筒做针盒（口上用棉球堵住），共有20支针。回到家后，我一到卫生室1个月的时间里，没有一个人找我做针灸治疗。谁会找一个只学了1个月的黄毛丫头治病呢？于是我寻思了一个办法，每天在就诊人多的时候，拿出《新医疗法手册》，对着教材上的穴位在自己身上忍痛扎针，很多人都围着看。这时我们大队会计当众说："小医生，今天我牙痛，你给我针灸一下。"我紧张得手都在颤抖，一狠心在他的合谷穴上一针扎下去，又对着书在下关、地仓、迎香、翳风、风池等穴下针。几分钟后他说："不痛了。"围观的几个群众这才敢找我治疗。后来我才知道，他是为了帮助我开展工作才这样做的。从那时起，找我的患者多了起来，头痛的取列缺、印堂、风池，胃痛的取足三里、中脘、梁丘等。一天能扎3~5个人，我都高兴得不得了。

那天正是三秋大会战，我四叔劳累了一天，头痛，没有顾上吃晚饭就跑到卫生室来找我。我叫他坐在凳子上，开始针刺他的印堂、太阳、风池、合谷、内关等穴。当时只有我一个人值班，突然听到"扑通"一声，四叔倒在地上，面色苍白，大汗淋漓，昏迷了过去。我被吓得不知道怎么办，对着书找到人中穴先掐起来，然后把他扶到床上，又给他喝了糖水，不一会儿他醒了，我又给他灸了神阙、百会、气海。回到家，我吓得一夜没有合眼，第二天母亲从生产队劳动回来，指着我的鼻子大骂："听说你把四叔扎得不省人事了？你不会治，就不要逞能，出了人命咋办？"这时全村的人都不敢找我针灸了，大队的领导也批评我，说我不稳重，一时间我成了罪人。一个晕针的事情闹得满城风雨，我不干了，下地劳动去了。这时老师和领导找我谈话，他们说："不要遇到小小的挫折就不干了，现在正是考验你的时候，党支部和共青团相信你。"我擦干眼泪又去上班了，深思熟虑后知道自己的知识不够，所以每天我忙完后，一有时间就看书，把《赤脚医生手册》里的每一个病都写到纸条上，一有空就拿出来背。

第四节　"学医不赚钱，赚钱不学医"的家风

我来到卫生室半年后，一位姓张的老师跟我说，他们家世代行医的家风是"学医不赚钱，赚钱不学医"。他还经常跟我讲一些治病的故事。

他们家老人给富人诊病，开贵重的药；给穷人诊病，他们到山上采药或分文不收。他们家的业务涵盖了中医各科，他的曾祖父、大伯的名气最大。

父亲逼着他，熟读《内经》《伤寒》，专修陈修园的《时方妙用》。20 世纪 20 年代，一个军阀的父亲得了病，春天时一病不起，高烧不退，群医束手无策，其伯父用小柴胡加保和丸

煎汤，3剂而热退身凉。老师说："明明是一个消化不良引起的'滞烧'，用几分钱一剂的消食化滞药就可以解决问题，偏偏难倒了众多名医。"

老师还告诉我，1942年闹灾荒，饿死了很多人，又遇上流行病和瘟疫，他家父亲张如汉和大伯张如愿就当街舍药，分文不取。那时瘟疫夺走了很多人的性命，他们家当街支两口大锅煎药，摆出几张木床，看到有人摇摇晃晃过来，就扶到床上进行刮痧，再给患者喝一碗热药，就这样救活了一个又一个人。由于患者很多，全家上阵，有的煎药，有的熬粥，每天平均百十号人，累得全家要死要活。他家老人还说："不要乘人之危发国难财。"这对我们现在当医生的来讲是不可想象的，这也应该是中医世家的一个传统教育。通过老师的叙述，我得知当瘟疫暴发时，政府束手无策，大部分民间各村的医生自发地行动起来，履行一个医生救死扶伤的天职。新中国成立前，医生的行医资格不是政府给予的，国家也没有系统的医疗卫生体系，在历史上很少获得政府和国家支持也是中医没有发展壮大的一个重要原因。虽然政府没有力量支持中医的发展，可当时各村的医生都自觉地联合起来，担负起维护国民健康的职责，这就是大医精诚的真正内涵。

老师还说："这是我亲身经历的事情，解放战争时期，1947年5月南麻、临朐战役，我参加敌后武工队，负责抬担架、救治伤员的重要任务。这次战斗我军伤亡很大，粮食、药品供不上前线，很多伤员无药可治。有的枪伤后得不到治疗，伤口又红又肿，伤员痛得在担架上大吼大叫。有的伤员鲜血直流，我们把衣服撕成条做绷带用，但也很不够用。当时我想出一个办法，就地取材，挖桑树根，用桑白皮做绷带。发动当地群众献桑白皮，结果发现用桑白皮包扎的伤口出血很少，实践证明桑白皮有止血的作用。武功队长在陈毅和粟裕将军面前表扬我。那时很多伤员伤口感染，无药救治，队长又找我献计献策，解决伤口感染的问题，当时我就地取材，用白酒浸泡桑皮纸敷在伤口上，再用桑木烧成炭烤伤口。伤员治疗几次后肿消得很快，可伤口很难愈合，当地有一个80多岁的老中医告诉我桑木霜治疗枪伤的方法——桑树的木材烧成的灰叫桑柴灰，可治疗水肿、金疮出血、目赤肿痛等，用桑柴灰加水制汁，经过滤后所得的结晶状物名桑霜，可治疗噎食积块、痈疽、枪伤、疗毒。那些感染的伤口敷上桑霜后很快消肿，再将伤员转到后方医院治疗，给众多伤员赢得治疗的时间，使很多战士很快可以奔赴战场。"

他还说："老桑树木材上的结节名桑瘿，古人认为能祛风除湿，疗风湿痹痛、老年鹤膝风等。"由于解放军战士南征北战，浴血奋战，患风湿性关节炎、腰腿痛的很多，这个验方也救了很多伤员。

1948年张如汉逝世，群众自发前来吊唁，当时排队烧纸的人排出我们村两公里以外。他说："我爷爷去世时，把他的医书、药柜等物均分成两份，一份给他学医的大儿子张如汉，一份给二儿子张如愿。他们把这些家当都留给我，我把这些东西一直保存着。留下来的药碾子、药柜都是祖辈传下来的，我十几岁就走村串户行医了。"说到这里，他的双眼直盯着我，最后说："我把这些传给你吧，我要把你培养为我家的第六代传人，你再传给下一代。"

新中国成立后，政府要求老师进联合诊所，这里大部分是西医，他们头疼治头，脚痛治脚。但老师骨子里铸就的是中医，那时中医与西医有许多格格不入之处。20世纪50年代，他在黄家宅卫生所工作，是拿二十几元月工资的医生。西医的模式不适合老师，老师的工作方式是那种作坊式的，他是根据运气学说，在流行病暴发前就备好药。可医院不允许老师这么做，他用药又活又广，有时候自己到山上采药，他的许多常用药有的是禁药。诊所的分科更是限制了老师，因为他是全科医生，所以他感到被捆住了手脚，于是他放弃了联合诊所的工作。1960年，他也是响应国家的号召到农村去，在大队行医。1974年他患中风偏瘫，去世前把我叫到床前，把他家几代治病经验的手抄本亲手传给我，并告诉我要牢记"世医之家的家风"。他于1976年5月7日病逝，享年66岁。

第五节 老师引路

我开始为徒学医时，对中医的了解近乎一张白纸。老师说学习中医，要先学习望、闻、问、切，四诊八纲。背通脉诊，首先要会看"死脉"。我曾天真地问他："为什么要先学'死脉'？"他说："当你日后真正成为一个行医的人，从中医的角度，如果连"死脉"都摸不出来，那后果很严重。"我说："为什么严重？"他说："当你摸到的是死脉，你得背起药箱跑掉，否则人家的家属都怪你治死了人，你脱不了身。"我说："为什么要跑，救不了吗？"他说："雀啄连来三五啄，屋漏半日一滴落。弹石硬来寻即散，搭指散乱真解索。鱼翔似有又似无，虾游静中跳一跃。更有釜沸涌如羹，且占夕死不须药。"

当时这几句口诀我背得滚瓜烂熟，直到今天我也可以随口说出来以指导临床。

"雀啄连来三五啄"，指雀啄脉在筋肉间，如麻雀啄食，连连辏指，顷绝，良久才回来，主心气已绝，相当于西医所说的心律不齐、房颤。

"屋漏半日一滴落"，指过去农村的屋顶都是用瓦片覆盖的，天上下雨，如果是剩下的雨水，很久才会滴落一滴，良久一滴，溅起无力。雀啄、屋漏皆心肺绝也。

"鱼翔似有又似无"，指鱼翔脉在皮肤，其本不动，而末强摇，如鱼在水中不怎么动了，暗示肾气绝也。

"虾游静中跳一跃"，指虾游脉在皮肤，开始的时候很久都不动，然后轻轻一跃，很久才回来，暗示脾胃绝也。

我在两位老师身边度过了几年，是典型的中医师徒相授的学习模式。一般情况下，老师给患者看病，我只能在一边听，帮着拿药，晚上看白天抄下来的病案。有时候有特殊的患者，老师会叫我切一下脉，会给我讲解辨病看病的方法，讲些方药汤头与脉理。

我抄完方，没有患者时就蹬药碾子、制药、制艾条、修针灸针。到了晚上就读书，看中医基础、方剂、中药、内科的著作，我整日苦思冥想，围绕着这几本书，心中没有一个方向，像无头苍蝇一样瞎冲乱撞。大约半年后，老师递给我一些书，如《药性赋白话解》《医学三字经》《汤头歌诀》等，我学中医便从《医学三字经》《汤头歌诀》开始，先易后难，循序渐进。中医的理、法、方、药四个环节中，方是中心，是灵魂，一首好的方剂，往往组方很重要，因此我把中药的"十八反""十九畏"背得很熟，还有什么"四物汤""四君子汤""补中益气汤""六味地黄汤"等汤头歌诀也能随口而来。

第六节　五运六气治未病

1970年的小雪节气，应该天气非常冷才对，反而一冬天没有下雪，魏老师说："该冷不冷，必有大瘟，是异常天气。"那年根据五运六气是金运太过之年，太过则是肃杀凋零的景象，会引起人体的强烈折伤和疮疡、皮肤病，其对应的经络是手太阴肺经和手阳明大肠经，其脏是肺和肝，其病喘咳，呼吸困难。肺乃娇脏，最受不得郁火灼炙，素有肺病之人，其肺炎、肺痈的发病率也会很高。尤其小儿易得麻疹、风疹、痢疾、肺结核、流行性腮腺炎、水痘、猩红热等。异常高温的出现常伴随着气压的变化，这与燥金之气有关，金气盛则气压低，故在金运太过之年应注意加强对麻疹的预防。

老师叫我准备时疫经方，如麻杏石甘汤、防风通圣汤、麻黄汤、白虎加人参汤等方药，催我早做准备。他告诉我："在春节前后孩子将得瘟疫，症状是发烧、气喘、麻疹、痄腮。今年发烧患者的脸色有红、有青、有白。"我问："为什么？"他说："到时候你就知道了。"老师指着方子中的一味中药西河柳说："这味药是这个方子的灵魂，疗效奇佳。"我把药买回，粉碎、过筛、制成散剂，坐等患者上门。但还没等患者上门，老师又开方，让我再准备一剂药。他说流行病一暴发，准备药来不及。我正在准备药时，第一批孩子如约而至了。让我大吃一惊的是，这些孩子发热之初与伤寒相似，面颊部色赤，鼻流清涕，咳嗽，目中有泪，吐泻，呵欠喜睡。这时患者来得太多了，我忙着分发药物，很快第一批几十包药就分发光了。时疫病、流行病、瘟疫是做医生需要先行感知的，我们准备的药物有：荆芥三钱，升麻二钱，薄荷二钱（后下），淡竹叶二钱，牛蒡子二钱，甘草一钱，防风一钱，西河柳三钱。另外，老师还叫我准备十几剂浮萍、芫荽，以外洗透疹。

还有部分患儿鼻塞流涕，发热恶寒，咳嗽喷嚏，泪水汪汪，畏光羞明，神情烦躁，舌苔薄白，脉浮有力。老师说："风寒郁表证要用荆防败毒散加减。"处方：荆芥三钱，防风三钱，枳壳一钱，前胡三钱，桔梗二钱，薄荷二钱（后下），杏仁三钱，甘草一钱。过了几天确实来了一个青脸的患儿，表现为高热烦躁，气急喘促，咳嗽痰鸣，鼻扇唇紫，口渴引饮，便秘尿黄。皮疹密集，疹色紫暗，或疹出骤没，或疹出不齐。舌红，苔黄，脉数有力。因他发烧时，妈妈带他到医院打了一针氨基比林的注射剂。老师说："这是失治、误治，因感寒郁闭，或麻毒炽盛，内陷闭肺导致的。"治法：宣肺开闭，清热解毒。方剂：麻杏石甘汤加减。处方：麻黄一钱，杏仁三钱，生石膏九钱（先煎），苏子二钱，葶苈子二钱，生甘草一钱，黄芩二钱，鱼腥草三钱，金银花三钱，浮萍一钱，葛根一钱，升麻一钱，大黄一钱，枳实二钱，羚羊粉三分（冲服），水煎服。患儿服3剂药后，病情好转。又在原方的基础上，加麦冬三钱，芦根三钱，又服7剂病愈。

一天夜里突然有人敲门，急呼医生："快开门，看看我的孩子！"原来这几天孩子发热已退，皮疹骤收，面色灰白，汗出，四肢厥冷，舌淡，脉微细欲绝。老师说这是心阳暴脱，治宜回阳救逆，益气固脱，用参附龙牡汤（经验方）加减。药用人参三钱，附子一钱，牡蛎三钱，龙骨三钱，丹参一钱。只服1剂后，患儿面色发红，又给他服白虎加人参汤等药。半天后，孩子从服上中药开始麻疹又渐渐地出来了，且面色红润，四肢变温。老师又叫他母亲买来二两香菜、二两西河柳烧水给孩子服。

老师不仅看每一个来到他面前的患者，还要看人群疾病的整体走势。老师根据五运六气的推算法，不仅能提前预见时疫病，还能根据人们不同的生活方式预知会得什么样的病，提前备好药等患者上门。

他说："金运太过的时候要多食用蔬菜和水果，例如芹菜、黄瓜、蒜薹、菠菜、生菜等。"我深刻体会到学好五运六气是治未病的重要基础。

老师说："中医没什么设备，设备就是三根手指头，拎着三根手指头走天下。"老师平时就在家里给人诊病说："中医的诊疗手段不过是针灸针、刮痧板、火罐、草药。"他常在深更半夜被人接走，给中风的患者扎针，他的生活全被患者占满了。

第七节　神奇的四诊合参

有一次，一位 20 多岁的妇女用头巾把脸捂得非常严实，不敢说话，好像有什么隐情似的。张老师先给她切脉，然后对我说："过来给她切一下脉。"老师一边让我切脉，一边叫我看一下她的面色和舌苔，问我她独特的面色是什么？我说："舌质青暗，有瘀点，舌苔白，舌下脉络粗。"老师告诉我："她的脉是涩脉。"

老师问她："你在晚上 12 点以后小腹痛吗？"患者回答："是的，痛得不能入睡。"老师问："咳嗽吗？什么时候咳嗽？"患者回答："凌晨 3 点多只是干咳，没有痰。"老师问：

"月经几个月不来了？"患者回答："6个月了。"老师问："白带发黄吗？"患者回答："发黄，带血丝。"老师又问："这半年来你受伤没有？"患者答："我爱人踢了我一脚。"老师很严肃地说："你老公这一脚，把自己的儿子踢跑了，你的孩子已经是死胎了。要快点治疗，以免损伤你的身体。"患者当时就哭了，说："医生，我的病能治吗？"老师答："可以治，你得配合，先服7剂药看一下。"他提起笔沉思一下，挥笔写下处方：当归三钱，川芎三钱，赤芍三钱，熟地黄五钱，藏红花五分，党参九钱，牛膝九钱，蝼蛄一钱，姜半夏三钱，甘草三钱，大枣、鲜姜做引子。外用麝香三分敷在神阙穴上。用药后第4天，患者告知腹痛伴有阴道出血，颜色发黑，有血块，老师告诉她："你放心，继续服。"第7天，家属告知死胎已经生下来了，是个女孩，尸体已经腐烂，但产妇流血过多，仍有腹痛。老师又给她开5剂生化汤，加党参九钱，益母草三钱，水煎服，分2次服。老师告知家属要好好保养产妇的身体，过几天就好了。1个月后，产妇恢复了健康，来看老师时说："大夫你真神，看我的病像算卦一样。"她还说："大夫，我什么时候还能怀孕？"老师说："半年以后能怀上。"之后，她每个月来月经后，老师就给她开3剂中药。7个月后，妇女告诉老师她已怀孕40天，阴道有少量出血，家属用独轮车推着患者到卫生所，老师诊断后说："肾气虚，还有血热，有点先兆流产。"处方：生黄芪九钱，黄芩三钱，桑寄生九钱，阿胶三钱（烊化），川续断三钱，山茱萸三钱，南瓜蒂三钱，甘草三钱，水煎服。每日 1 剂，分 2 次服。并嘱咐患者一定要卧床休息，不能干重活。几个月后，她果然生了一个大胖小子。我对这件事记忆尤深，经常问老师为什么她咳嗽是在 3 点，并且是干咳无痰。老师说："气为血之帅，瘀血所致，故干咳无痰。肺的循行在寅时，肺主气；肝的循行在丑时，肝藏血，主筋。"我对老师的切脉感到很神奇，又很纳闷，晚上经常想得失眠，一有空闲时间就向他请教。

我问他，为什么每到春冬季，就根据五运六气、对气候的感知开方，让我去提前备药，再配制为成方。他说要赶在流行病到来之前早做准备，否则到时候再准备就来不及了。

第八节　面诊知生死

孙思邈有一句话叫"望诊者为高医"。我在临床上也遇到过一个案例。1973 年夏天的一个早上，老师带我到马路边采药，时间是 8 点多，为辰时，迎面看见我三叔，他从丘陵上拔草回来，背着一篓子青草，哼着《大海航行靠舵手》的小调。老师走到他的跟前，两只眼盯着他的脸说："兄弟你还干什么活，快回家买上二两好酒，割上二两猪耳朵肉，好好地喝一壶，还能活几天。"三叔反问："老大哥你怎么这样说话？"老师说："开个玩笑，但是你一定要快点到大医院检查一下你的肺结核好彻底了没有！"他说罢又哼着沂蒙小调往家走，老师跟我说："你赶快看看他的脸。"我又跑到三叔面前，一边走一边看他的脸。回来后老师问我："能看到他的面色有什么变化吗？"我说："他的印堂发黑，右颧部发紫，并有三条黑血丝。"老师自言自语地说："右颧红是肺火，颧黑是寒，血咳吐血殊哮喘，寒热两关颧上看。右颧部主肺气，现在发紫并有三条黑血丝，表明肺气已绝，肺主气，气推动血行，气绝人必死，不出三日。"我听了却并不相信。

晚上，三叔又到卫生所门前和一大群人下棋。第二天晚上，三叔又来下棋，他大声和别人争吵。我问老师："你说他活不过三天，但三叔一点病象都没有。"老师说："今天还没有到三天。"第三天，三叔来到卫生所说："我有点咳嗽。"老师给他拿了几片甘草片，三叔又要去下棋了。老师说："兄弟，快回家休息吧。"他还不肯走，最后三婶把他叫回家。夜里我正在甜蜜的梦中，突然三婶大哭大叫把我叫醒："你三叔吐血，快起来！"我急忙穿上衣服，飞快地跑到三叔家，被眼前的一幕惊呆了，满地都是三叔吐的血，一股血腥味扑鼻而来。他面色苍白，奄奄一息。老师早已到达，准备给他静脉推 50% 的高渗葡萄糖，我赶快去找静脉血管，但很难找，扎了三针才找到血管。我给他肌内注射了安络血，这时大家用门板搭起担架将他送往县医院，我提着保险灯跟着大人跑。走了几里路，突然三叔"哇"的一声吐出一大口血，断了气。我感到老师知识的渊博，中医的奥妙。"中国医药学是一个伟大的宝库，应当努力发掘，加以提高。"我问老师："三叔的病情您是怎样预测到的？真神！"他说："在《礼记》中有一句话叫'医不三世，不服其药'，这句话的意思不是要三代都做医生，三世不是三代的意思，三世指《黄帝内经》《神农本草经》及脉理。精通这三项，是作为医生的必备条件。"《古今医统》云："望、闻、问、切四字，诚为医之纲领。"望指观气色，闻指听声息和嗅气味，问指询问症状，切指摸脉象，四者合称"四诊"，就指望诊、闻诊、问诊和切脉四种诊法。

中医"望、闻、问、切"四个字真难啊！如果你学好了中医气色论，患者一进来，你一看就知道他的问题了。尤其学中医的不是靠仪器，两个眼睛就是仪器！所以学医先学望，如张飞一出来，脸是黑的，额头是白的，就知道他很有智慧，但脾气很大，又会喝酒，张飞可能有肝病，所以一脸黑气。

闻诊听声音，这是要下工夫去练的；问诊是问哪里痛、哪里不舒服、几时发生的等等；切脉是第四步了，高明的医生先看相，用三个指头把脉，这得多高深的功夫啊！把脉的时候完全忘我，这是一个历练的过程，需要漫长的时间坚持不懈地学习和体会，正如有句话所说："学中医的不到四十不成名。"

第九节　家传儿科魏老师

经常有刚出生几天的婴儿被抱到卫生所，或抽风，或发烧，或不吃奶，或要死，有从农村来的，也有从大城市来的，有的是从大医院偷偷地抱着孩子来探病的。如果是抽风的，老师看一下指纹，把艾绒做成三角灸、麦粒灸、灯芯灸，严重的用药灸，一般新生儿治疗后，不出三天就会痊愈。如果患儿面部发青，就先看一下扁桃体有没有发炎，如果发炎，他就在患儿的头部掐风池、大椎、翳风、承浆，兼有抽风掐太阳、神庭、攒竹、睛明、鱼腰、合谷、手三里、十宣、太冲。

　　有一天天蒙蒙亮，我刚刚挑水回来，就有 3 个人走来，一个人挑着两个篮子，一个篮子里放着一个出生 12 天的婴儿，一个篮子里放着奶瓶、尿布及衣服。那个小孩像小鸡一样叽叽叫，他们是从嵩山来的，走了 50 多里路，就为了给孩子看病。其母代诉，这是头胎，顺产，产后一切正常，患儿三天前夜间哭闹，不睡觉，不吃奶，从昨天开始发烧，抽风，二便不通。在公社卫生院治疗，给予镇静药，输液，病情未得到控制，夜间全家偷跑出来，来卫生所就诊。老师一看患儿的指纹，跟我说："你看指纹发青，已达到命关，孩子受惊了。"他又用压舌板检查，告诉家属："孩子患鹅口疮，咽喉发炎，还有马牙子。"又说："你的孩子是胎里受惊，如果晚来一天，孩子就有危险了。"他一边说一边从口袋里拿出三棱针，在患儿上颚部扎出白色分泌物，又叫我往患儿口腔里撒上自制的冰硼散，掐神庭、风池、承浆、太阳、十宣及膀胱经穴。不一会患儿的哭声消失了，并且能吃奶了，老师又给他喝了白开水，患儿体温虽降下来了，但还没有大便，老师又掐双侧天枢穴和大肠俞穴，用银针在少商穴放出三滴血。又拿来二丑粉 3 分，放一点白糖，给患儿服下。又开中药，荆芥三钱，防风三钱，蝉蜕五钱，钩藤五钱，僵蚕三钱，全虫三钱，水煎服（给患儿母亲服），药渣烧水给母亲洗澡。我很不理解，就问老师为什么给母亲服药。老师说："叶天士治病就是治子病，母服药。"我又问："为什么给她母亲洗澡呢？"老师说："现在是深秋，天气燥，给母亲补水以降子火，正如《内经》所说'壮水之主以制阳光'。"我问："现在西医讲新生儿口腔炎不能挑治，您为什么用三棱针挑破呢？"老师生气地说："《医宗金鉴》中讲的，你翻书去。"老师拿一根细细的针灸针扎扎患儿的手，扎扎脚，掐掐肚子和背部，往嘴里抹点药，往头上敷点药。到了第二天，患儿的生命体征一切正常，排出了又黑又硬的像羊粪蛋似的宿便，老师对家属说："放心吧，孩子的病好了。"他又找来了自制的小儿鹅口疮散，用竹管吹到患儿的口中，并告诉家属，回去每天吹三次，很快患儿的鹅口疮就痊愈了。家属高兴得像是遇上神仙了，临走时一算账，一共才花了一块五毛钱。患儿母亲抱着熟睡的孩子，给我们深深鞠了三个躬，并且告诉我们，她怀孕时，上山捡柴突遇一条蛇窜出，受了惊。

从此以后，每年她都带着孩子来看老师。这孩子长大后考上了山东中医药大学，听说成了一名科学家。跟着魏老师学习的这几年，为我日后研究小儿脑神经疾病的治疗奠定了基础。

第十节 自制蓖麻子灯

一开始，我每天学习中医，欲令暇身不唐捐，诸具善者专励听，给我一生的医学路奠定了扎实的基础，对我努力学习四诊合参起了决定性的作用。那时生活非常困难，我干一天只有7工分，每7工分只有一毛五分钱。我每天晚上忙完后，挑灯夜战看古书，电钱是个大问题，交不起电费。我开始用煤油灯看书，但买油的钱也没有，这可怎么办？一天外出，我走到生产队河岸，看见一片茂盛的蓖麻子林，有的已经熟了落在地上，我顺手捡了几粒，到晚上，我把它们串起来点上火，果然点着了火，光不大，但能照明看书，我高兴得跳了起来。第二天中午，人

自制蓖麻子灯

们都午休的时候，我看到林园的社员关门睡觉了，便一个人钻到蓖麻地里摘蓖麻子，一中午摘了几斤，我回家找一个晒干的葫芦，挖去种子，上边打开一个排烟孔，旁边挖一个洞，为了聚灯光，找一块四方的木块，固定葫芦，中间穿钢丝，把蓖麻子去皮，一个一个地穿在钢丝上，我每天晚上在葫芦洞旁看

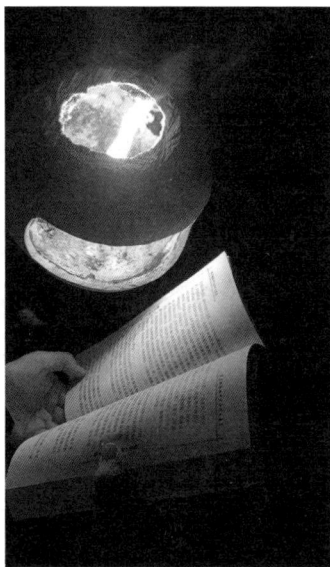

书、写字，每天晚上看完书，两鼻孔都是黑黑的。我用葫芦灯看了三年书，"虽没有头悬梁，锥刺股"，"闻鸡起舞，凿壁偷光"，但我的学习条件也是够艰苦的，也是鲜为人知的。

我很难理解《伤寒论》中的古文，我把古书名词写在纸上，在上班的路上，或到每家每户出诊打针的路上看。有时候我一边走一边背书，有的人说我有神经病，一个人自言自语地说话；有时候看到一个字不懂，我就把它写下来，碰到老师就求教。

如《伤寒论·辨太阳病脉证并治》云："太阳病，项背强几几，无汗恶风，葛根汤主之。"这几句话我不明白，就写在本子上求教几个老师，但他们都说不明白。两年后我参加学习班，马老师给我讲得很明白，他说《注解伤寒论》说："几几者，伸颈之貌也。动则伸颈，摇身而行，项背强者，动则如之。"卷后释音："几几，音殊，短羽鸟飞几几也。"明代方有执注："几几，鸟之短羽者，动则引项几几然。"形容患者颈项俱病者，俯仰不能自如之貌。他又讲项背拘急，"几几"是一个状词，这就是脖子（头颈）全身左右运转不自由，项背拘急得厉害，像小鸟学飞又飞不起来，伸着脑袋那个样子。《汉语大词典》"几几"条云："几几，鞋头尖而上翘。"又在"几舄"条云："赤舄几几：周代大官之鞋色红，头尖而向上翘。"

第三章

沂蒙山的采药少女

第一节　走进沂蒙山

那是1971年3月至5月间，春暖花开的季节，我有幸跟随解放军255部队医疗队学习采中药。几辆绿色军用卡车把我们几十号人带进沂蒙山沟，一路上，我们高举《毛主席语录》，唱《大海航行靠舵手》《天大地大》《东方红》及革命样板戏等，嘹亮的歌声在一道道山沟中响彻云霄。每每路过田间地头，社员们都高喊："向解放军学习，向解放军致敬！向贫下中农学习，向贫下中农致敬！"此时的我高兴极了，长这么大第一次坐汽车，第一次到沂蒙山沙沟镇。我们女同志跟着刘军医，她一边带着我们采中药，一边给我们讲中药的功能主治等，教我们认识中药标本，如车前草、紫花地丁、蒲公英、茵陈、败酱草、知母、白头翁、丹参等。这时刘军医从背包里拿出一个空玻璃酒瓶、一把镊子，说："今天是清明节，是拿蜈蚣、蝎子的最好季节，谁来做这件事？"她看了一下女卫生员，没有一个报名的，几个女赤脚医生没有说话的。我举起手说："报告刘军医，我来干，在学校里老师带着我们拿过。"她高兴地拍着我的肩膀说："小魏年龄最小，胆子最大，好样的！"我满山遍野翻石头，有时翻几十块石头都找不到一只蝎子和蜈蚣，有时翻一块石头就出现几只蝎子，有时候还翻出小蛇来。到了收工的时候，我拿了满满的一瓶子蜈蚣、蝎子。王队长带着卫生员和男赤脚医生，背着药篓，拿着镢头，腰上拴着绳子，在悬崖峭壁挖葛根、五加皮、黄芩、地骨皮。有一个战士用绳子一头悬挂在半山腰的青松树上，一头拴在腰上，一边采药，一边唱"二呀嘛二郎山，高呀嘛高万丈"，突然绳子没有拴好下滑（因为不懂在悬崖峭壁上怎样打绳结），他在摔下山时被一棵松树夹住，这才保住了性命，但是桡骨骨折住进了医院，他把大家吓得出了一身冷汗，那一幕至今还历历在目，一想起来令人背部阵阵发凉。

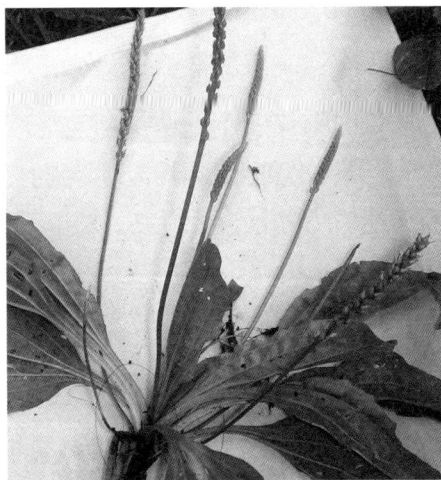

采的车前草

我们看到沂蒙山瀑布从天而落，如银河倒挂山涧，气势壮观。瀑布周围水雾缭绕，青翠的林海构成一幅优美的自然画卷。瀑布左侧石崖中间有一石门被水帘所掩，故称水帘洞瀑布。王队长讲，此地相传是战国时期孙膑跟鬼谷子王禅求学并修炼得道成仙之处，据说五百多年开启一次。瀑布在中途受两道断崖阻隔，稍作盘旋随即又腾身直泻，形成了典型的叠式跌水。李军医朗诵起明代诗人公鼐的诗歌："岂是银河落，飞来万丈余。谪仙如可见，不复问匡庐。"休息时我们坐在小溪边的石头上，把脚放在溪水中，清清的溪水让我们感到特别舒服。大家齐唱："小河的水清又清，庄家栽了满沟……"

这时，调皮的卫生员小郭拿起石头打在水中，浪花都溅在我们的衣服上。这边女同志也不示弱，用手向男同志泼水，打水仗，笑声、欢呼声在山间回荡。秦军医为"报复"我们女同志，一把将我抓起来，一只手把我举起来旋转，并说："小魏最多不过70斤重。"到中午吃饭时，我一个人躲在一边吃，因为他们都吃白面馒头、带鱼、鸡蛋，我只带了煎饼和咸菜，有时采一些野蒜苗（薤白），在小溪的流水中洗净卷煎饼吃。一天中午，我躲在一棵大梨树下吃饭，王队长走到我面前说："小魏，我想吃煎饼，咱俩换饭吃吧。"我接过一个馒头，吃了一半就把它装进背包，王队长问："为什么不吃了？"我说："留给俺娘吃，她在家吃玉米面加野菜。"到第二天中午一开饭，几个军人围着我，他们每人手里拿着半块馒头说："小魏，给你娘吃。"不一会我的包装满了，我高兴地对王队长说："队长我也要当兵。"王队长问为什么要当兵？我高声喊："让俺娘天天吃上馒头！"话音刚落，就引得大家哄堂大笑。每天太阳落山的时候，我们满载着一大卡车中药，唱着"日落西山红霞飞"，高兴地回到营房。

第二节　沂蒙精神

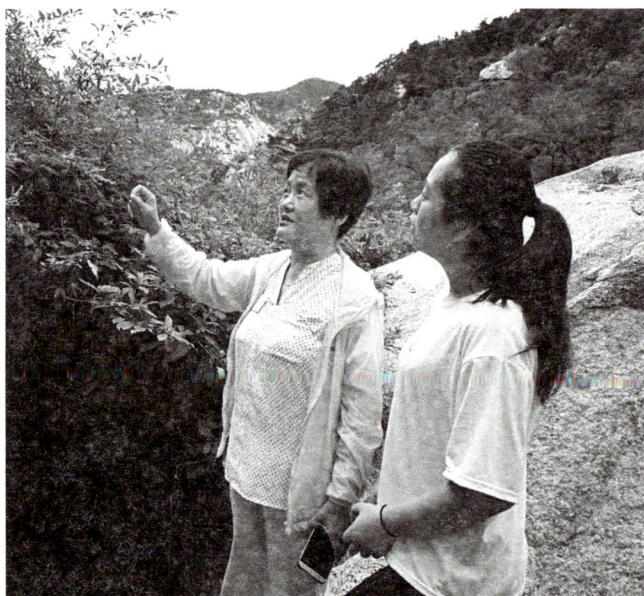

47年后重回沂蒙山

我记得刚过完五一节，路过大关公社王家庄子，我们正在沂蒙山采柴胡、茵陈、六月雪，突然听到有人喊："解放军同志，歇歇脚，喝口汤吧。"原来是一位 60 多岁的老人在热情地打招呼，把我们叫到他家。不一会儿，他从厨房里提出半木桶米汤给大家喝，当他将一碗碗汤送到我们手中时，他那 5 岁的孙子站在门框边，用两只水灵灵的眼睛盯着那个木桶，不一会儿他看到桶底还有几粒米粒，他把桶推倒，把头和手伸到桶里，捡米粒吃，此时我才理解"军民鱼水情"的真正内涵。

老人还给大家讲，当年他参加敌后武工队，推着独轮车送军粮，抬担架救伤员。有的伤员流血不止，他用小蓟（也叫荠菜）捣烂敷在伤口上，很快血就止住了。有的人伤口化脓生蛆，就用芸豆叶捣烂挤出水，滴进伤口，生蛆很快就爬出来了，伤口流出脓水，几天后就痊愈了。在抗日战争、解放战争时期，他的妈妈就是沂蒙山的红嫂，在她的救护下，许多伤员康复后重返战场。

有一天中午，我背靠一棵大树睡着了，突然被蜜蜂的"嗡嗡"声叫醒，还有蝴蝶在我头上飞来飞去，原来是调皮的战士和赤脚医生采来蒲公英花、紫花地丁花、连翘花、白头翁花、苦菜花等，插满了我的头。

有一次，我在悬崖旁采一棵远志，周围瀑布水雾缭绕，青松独立，我高喊：

> 少女采药白云间，
>
> 腰细绳索峰上攀，
>
> 丛林寻药蛇狼伴，
>
> 救助终生笑开颜。

一不小心我从山坡上滑下来，把我的裤子划破，腿也在流血。王队长叫卫生员立即给我包扎，但我还是在哭，王队长气愤地说："小魏太娇气，划破点皮就哭个没完。"我说："王队长，我的皮肤划破了，皮能很快长出来，但裤子破了，我找不到补丁补。"王队长惊讶地说："明天我给你找补丁。"第二天，他给了我一个洗得褪色的破背包，上面绣着毛主席像和为人民服务的红字，把我高兴得一夜未眠。我舍不得用书包做补丁，母亲就把包里边的白布剪下来，给我裤子缝了补丁。我走到哪儿，军用包就背到哪儿，可以说是显摆。

第四章

学习炮制药

第一节　学习炮制药

我在学徒期间什么脏活、累活都得干，还得抢着干。这段经历对我影响至深，我也从中学到中药饮片的炮制知识，在我的脑海中留下了深深的烙印。

老师教我学习炮制药时说，道地药是疗效的基础，正确炮制是疗效的保证，同一种中药材用不同的炮制方法就能产生不同的疗效。

原料药材炮制又分清炒和加辅料炒，加辅料炒又有加液体辅料、固体辅料之分。液体辅料有酒、醋、姜、蜜；固体辅料有"麸土蛤滑砂"（麸炒、土炒、蛤粉炒、滑石炒、砂烫）炮制的水，有的用无源之水，也叫无根水（如雨水、露水）。以前中药炮制常用传统平锅炒药，且以柴火、煤炭为主。

老师开方，我管抓药，这叫中药调剂，这可是患者服药前的最后一道关。抓药需懂得鉴别、炮制，要从拿到患者的处方时就开始进行审方，有无十八反、十九畏、妊娠禁忌药、剧毒药品，以及先下、后下、冲服及药引子等。审方过后要计价，调配时称量必须准确，调配好后反复核对，没问题才能进行包装。

《神农本草经序》云，药有酸、咸、甘、苦、辛五味，又有寒、热、温、凉四气，及有毒无毒。阴干暴干，采造时月，金元时期李东垣说："凡诸草木昆虫，产之有地，根叶花实，采之有时。失其地则性味少异，失其时则气味不全。"采药的时候必须考虑时间、药物成熟季节等因素。历史上对道地药材非常讲究，特别是李时珍说："性从地变，质从物迁。"别小瞧这药性，道地药材要是挪到别的地方，质量就不一样了。各省有各省的道地药材，四川的黄连、贝母在我们这里都活不成。历史里有记载，化州橘红也叫毛橘红，祛痰如神，把小树移栽过来也活了，也结了橘子，但不到三年这毛就退化了，没有了药性。

性味的历史很悠久了，所谓味就是酸、苦、甘、辛、咸五味，药性的解释从古全今是一样的意思。在临床上，一个大夫用药必须要根据药性和味，寒性药清火，热性药散寒，这些都是总结下来的经验。

炮制主要依据药的自身性质，比如这药是寒性的，那药是热性的，通过炮制主要可以解除毒性，缓和副作用，达到用药安全、有效的目的，毕竟在安全情况下还能有效，这才叫药。《本草蒙筌》记载："酒制升提，姜制发散，入盐走肾而软坚，用醋注肝而止痛……乳制润枯生血，蜜制甘缓益元。"就是滋补药、润肺药蜜制的多，它有一定的基础理论。如天南星是一个温散化痰的药，也就是燥湿化痰，化痰效果好，但它用牛胆汁制形成胆南星，就是清化热痰了，有了清热作用；再比如何首乌，生何首乌有泻下作用，治疗疮痈肿毒，加入黑豆蒸制12小时，这时候它就变成滋补肝肾的药物了，这就叫"改变药性"。我一般在晚上支灶炮制药，用黄土炒白术，自制菟丝饼（用面条汤炮制菟丝子），盐制黄柏，蜜制款冬花、紫菀、桑白皮，醋制五味子，酒制山茱萸，酒制黄精等。一有时间，老师就讲他在旧社会当学徒的经历，他说："尤其我们中药行业很苦，很累，所以学徒的年限和要求也不一样，不是三五年就能出师，因为学无止境，这一行的学徒不同于其他的手艺行。"所以当学徒的经历真是很艰苦，挣得也是很少。

第二节　自制膏丹丸散

在实行合作医疗制度中，党和政府提倡就地取材的传统，用三土（土医、土药、土方）、四自（自种药、自采药、自制药、自用药），简便廉验。我们公社、大队开办"土药厂"，采用这些方法，使农民不花钱就能治病，少花钱能治大病，又大大减轻了合作医疗基金的支出。我们村的合作医疗基金能做到收支平衡，有时还能剩余一些。几年下来，合作医疗越办越好，合作医疗年年有节余，社员每年交纳合作医疗基金一元，基本上看病不用花钱，大队卫生室大部分用自己配制的中草药和针灸治病。凡贫下中农家庭经济情况确有困难的，经党总支部和群众讨论同意，报销范围还可扩大。

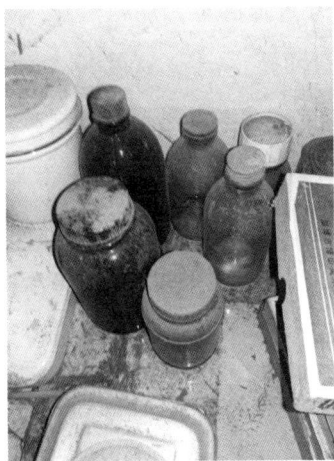

自制膏丹丸散

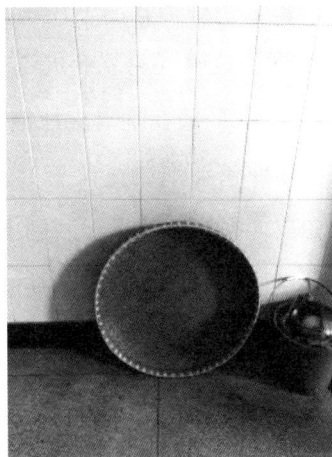

竹匾

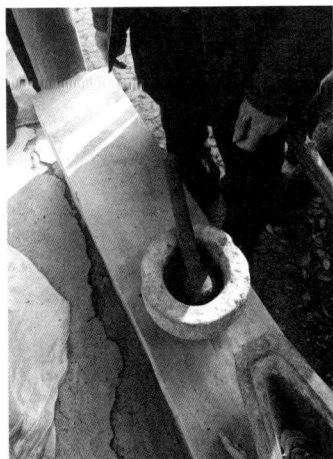

铜药捣子

第三节　谷糠油的制作

制作谷糠油的方法：取碗一个，将一张桑皮纸放在碗口上，周围用细线固定在碗口上，扎紧捆成十字形，好观察火烧到的地方，纸面上放适量谷糠，堆成三角形状。在谷糠最尖端点火燃烧，待火烧至接近纸时（时常拉一下十字捆扎的线），即除去灰烬。在碗底下出现谷糠油时，人不能离开，要细心观察，以防纸滑落碗内。随着谷糠燃烧，在适当的时候，把纸和谷糠灰一块取下来，此时碗底下有大约 10mL 的谷糠油。

谷糠油的功效：祛风、止痒、收敛，主要用来治疗牛皮癣、慢性湿疹、神经性皮炎、银屑病、溃疡散，并对皮肤致病真菌有抑制效果，如皮肤癣、面部春季皮炎、顽癣、奶癣、婴儿湿疹。谷糠油能渗入皮肤，滋润皮肤表面的角质，改善皮肤干燥的状况，使肌肤光洁嫩滑。谷糠油对头癣的治疗效果也很好。

第四节　蛇油的制作

制作蛇油的方法：蛇油是将蛇剖腹后从蛇体内剥离的脂肪，在锅中放适量香油熬炼后，将药渣拣出后放凉即可。

蛇油的功效：解毒消肿，润肤，治水火烫伤、冻伤、烧伤、局部红肿疼痛，以及皮肤开裂、慢性湿疹、脚癣、带状疱疹、丹毒、青春痘等。蛇油的抗感染力强，止痛快，一般3~7天可痊愈。

第五节　蟾蜍膏的制作

制作蟾蜍膏的方法：蟾蜍一个，去除内脏和头，挂在屋檐下，晾干，用适量香油调入药末，入锅将香油烧开，放入蟾蜍，用国槐枝不断搅拌，待冒白烟时把蟾蜍扔掉，放入铅丹，令其成膏。

蟾蜍膏的功效：治一切疮肿、痈疽、瘰疬、冷瘘等疾。

使用方法：绢上摊贴之，候清水出，更换新药。疮患甚者，厚摊药贴之。

第六节　鸡蛋油的制作

制作鸡蛋油的方法：将蛋煮熟，取蛋黄置铁锅内，以文火炒至焦黑，冒白烟为度，即有褐色油渗出，冷却后将油放在干净盛器内备用。

鸡蛋油的功效：在明清方书里有单用蛋黄油者，如《急救良方》《悬袖便方》《增订验方新编》；有加用菜子油煎炼的，如《暴证知要》载方。治黄水疮，方以鸡蛋黄熬油，和药敷上（《集验方》）。治脚上臭疮，方用熟蛋子一个，黄蜡一钱，煎油涂之（《本草纲目》）。

鸡蛋油具有生肌长皮、消肿止痛、敛疮收口的作用，现代临床可用于烫伤、烧伤、湿疹、疮疡、口腔溃疡、皮肤皲裂、小儿百日咳。

使用方法：内服或外用均可。内服时每次服鸡蛋油 3~5 滴，饭前 1 小时服用；或把油盛入胶囊内，每次服 2 粒，每日 3 次。

第七节　小儿鹅口疮散的制作

农村小儿患鹅口疮的非常多，鹅口疮特别容易反复发作，卫生室老师通过对该病几代人的临床实践，自制了一种药，用出蛾的茧壳装上白矾，将药茧壳放在用桑木炭（将桑木烧得不冒烟，只有蓝火及白灰的桑木火）烧的火上，当烧到冒出泡茧壳时取出晾干后研粉，装在瓶里备用。遇到患鹅口疮的孩子，将药撒在其口中，一日 3 次，一般 3 天治愈。如果是口腔感染而红肿的，自制冰硼散（冰片、硼砂各等分）撒在其口中，效果很好。

第八节　自制四制香附

因为老师治疗不孕症很有名，每年需要很多香附，所以他从来都是自己炮制药。四制香附就是用米醋、童便（童子尿）、黄酒、炼蜜（加开水烊化）充分拌炒至干透制出的。那时候，童便非常难得，为了收集童便，我经常提着瓶子，拿着碗，跑到有男孩的家里等着孩子小便，有的家长经常反对，有时还要看人家的脸色，因为不能要超过 2 岁男孩的小便，我就统计每家男孩的年龄。有时候跑到别人家里，家属说："孩子刚刚尿了，不知道什么时候才尿啊！"有一次，老师要炮制 5kg 生香附，要用 250g 童便，我一连跑了好几天。

第九节　自制蛤蟆散防治气管炎

20 世纪 70 年代，村里的人患气管炎、关节病及颈、肩、腰腿痛的特别多，卫生室又没有多少药，药架上只有氨茶碱、麻黄素、土霉素、磺胺嘧啶，还有麻杏石甘汤和小青龙汤。一立冬，哮喘的患者特别多，一有时间，我就把以上两个处方提前抓好，这样方便患者拿药。有时候一天抓 20 多剂药，如果遇上流行感冒，一时间好多药都抓完了，公社卫生院就会收集预防气管炎的土单验方,如将木瓜种子捣碎,用蜂蜜调和后贴在涌泉穴,或用生姜煮梨等。最后,公社卫生室认为蛤蟆散和曼陀罗花临床效果好,号召全公社卫生室采集蛤蟆和曼陀罗花。大队办公室一天广播三次,由分管合作医疗的支部委员广播,他说:"社员同志们,为响应国家'备战、备荒、为人民服务'的号召,落实把医疗卫生工作的重点放到农村去的指示精神,大队决定开展收集蛤蟆和曼陀罗花的行动,防治气管炎。"因为这个领导长年患慢性气管炎,他的话群众非常相信,全村男女老少齐上阵,一场抓捕蛤蟆运动在田间地头开始了。一周内,卫生室就收了八水桶的蛤蟆,可能有上千只,两间卫生室里全是它们的叫声,有时盖子没盖好,蛤蟆跑得满屋都是。

加工是个问题,我每天把蛤蟆的四条腿往后一抓,暴露它鼓鼓的大肚子,用手术剪刀剪开肚子,去掉五脏六腑,再用麻绳捆起来,老师拿到生产队烤烟屋烘干。我每天蹬碾子,将烤干的蛤蟆碾碎,碾了又碾,晒了又晒,打成水丸,几个月自制了足足有 10kg 的蛤蟆丸。

到了秋冬季节,有的人吃蛤蟆丸,有的人用曼陀罗花卷烟抽。我们村的李大爷患哮喘 10 年,一到秋冬季节就犯,平时呼哧带喘就跟拉风箱似的,发作厉害时,胸闷、气急、干咳、呼吸困难,肺部啰音响得严重,有几次差点憋死过去。他找到我说:"妹妹,我这老毛病闹了好多年了,到公社、县里的医院都看过,没有效果。我想吃你们的蛤蟆丸配上针灸试试，治不好，我也不怪你。"我从未试过针刺治疗慢性气管炎，看着大爷发病时痛苦的样子，我心里不忍，就先在自己身上试验，足三里、鱼际、太渊、列缺，一个个穴位试探，一分、一寸，慢慢深入，等到针感沉胀酸麻，我身上已经都是瘀血了，这才心里有了一点把握。我每天给他服丸药，针刺足三里、鱼际、太渊、列缺、大椎、肺俞、定喘，7天为一疗程，休息6天再进行下一疗程。几个疗程下来，李大爷的哮喘症状大为减轻，整个冬天基本上没有再犯，就是犯了症状也比较轻。他逢人便说："这小丫头还真行！"老乡夸我，我当然很开心，但我心里很清楚，自己的知识还很少，还要刻苦学习。

我的一个远房亲戚在1960年患了气管炎，才50多岁就喘得上气不接下气，在公社医院、县医院、省有名的医院都治过，却没有效果。她的家庭非常困难，找到我说："小妹妹，我病成这个样子，生不如死，但孩子还没有成人，家里没有钱，能不能想办法救救我，和你在县医院的老师商量一下看看我的病？"于是，我请教了徐老师，徐老师开方：苦杏仁、甜杏仁各等分，捣碎后用蜂蜜调和服，每天3次，每次服1汤匙，再用甘草6g，曼陀罗花5分，艾叶10g，卷成艾条，灸天突、云门、定喘、鱼际、太溪、列缺、大椎、肺俞。治疗几个疗程后，她的病情有所好转。（注意：曼陀罗花有毒，用它卷烟抽，可引起头晕、中毒。）

第十节　自制腹泻散

1971年老师说：按照五运六气推算，属水运不及，所以克制水气的土气大盛。在炎热的三伏天，天天下雨，四处发生水灾。老师对我说：湿气大行，则脾阳运化不足，虽脾土能克肾水，但湿气太过也会自伤，化之无力，腹满身重，湿气大盛，则生濡泻，寒水收藏阳气的能力减弱，外热内寒，乃发寒疡。湿困脾，天热湿热壅盛，发烧、上吐下泻的患者很多。

每个月药材公司会批发给我村一瓶合霉素、一瓶黄连素，还有痢特灵。一旦疫情暴发没有药服，那就麻烦了，我们不打无把握之仗。现在田里长出很多地锦草、马齿苋，丘陵上有葎草。老师说："你明天就去采葎草。"于是，我天天背着药篓采药，一不小心就被草药尤其是葎草划伤。

最让我头疼的是，辰时老师带着我，拿着瓷罐跑到马路上的大斜坡边，等着赶马车的来，马上坡的时候会排出大便，老师让我把马的大便装在瓷罐里，再叫我到卫生室的屋后挖一个三尺深的坑，放在土坑里埋3天，再将马粪取出晒干。巳时用鲜姜汁做引子，加少量黄土炒马粪，炒干后，装瓶备用，老师取名为"清热止泻胃肠散"（马粪散）。这一个月我采了一麻袋葎草、地锦草、马齿苋和五瓶马粪。我非常纳闷，不知道老师想做什么？到了末伏，肠道类传染病暴发了，卫生室一连来了好几个高烧、上吐下泻的急性胃肠炎患者，大便为黄色，大量水样便，有少量黏液，每天大便数次甚至数十次，伴有恶心呕吐、食欲低下。老师叫我取地锦草、马齿苋、萹草各九钱，生姜三片，大枣三枚，做成一包药，再把马粪散包好（一包三钱），来一个患者发3包中药和9包马粪散。患者服后效果很好，一般3天痊愈了。其他卫生室四处买黄连素、合霉素，有的输庆大霉素。西医院床位告急，公社卫生院床位告急，我们卫生室每天卖出几十剂药，两种药服3天，每包药二角钱。半个月后，卫生室的药卖光了，我们村的疫情也控制住了。我这才明白，老师先前备药的用意。

第十一节　水丸制法

制作水丸的主要工具有：药碾子1个，竹匾1个，小扫把1个，刷子1个，100目筛子1个，铁锅1个，碗1个。将处方中各药按要求加工炮制合格后进行捻碎，过100目筛，备用。用小米做胚子（将小米放入锅里，加水，煮半开后捞出，用凉水过水），放在干净、干燥的竹匾1/3处（将竹匾三等分，靠最外边的1/3处洒水、放药粉，2/3处不能洒水和撒药面）。放药粉和洒水，二者要均匀，以免水少很难挂衣，水多了成糊状。双手持匾，然后晃动竹匾，用力要均匀，使药粉全部和小米胚子混合，以不粘连为度。然后再将药丸移到竹匾2/3处（干竹匾），再在竹匾1/3处用刷子洒水，再撒药粉，将小颗粒移到竹匾 1/3 处并晃动竹匾，小颗粒不断增大，将湿润的颗粒移至另一边（2/3 干竹匾），再在竹匾 1/3 处撒上少许细粉，并摇动竹匾，将水全部沾上，使湿颗粒全部滚上药粉，这样如此反复循环操作多次，直至形成较微密的小圆粒，不沾匾时，使之均匀后再加大成型。

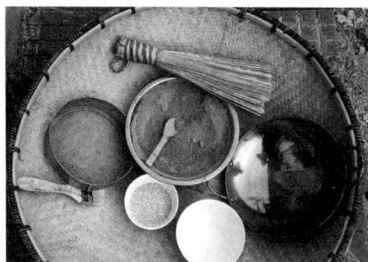

制水丸的部分工具

　　常用的方法是包衣打光，再放滑石粉和朱砂粉不断摇动，使水丸表面光滑、均匀好看。把制好的同样大小的药丸摊放，晒干。将晒干的药丸上色、打蜡，这叫抛光。竹匾分大、中、小，用大竹匾时，将绳子锦在梁上，绳子的两头拴在竹匾上不断晃动，这样一天能打几十斤丸子，用手摇动，一天只能打几斤。

第十二节　蜜丸制法

　　制作蜜丸的方法：配好的药物干燥后，用药碾子磨粉，以药粉的重量按比例备好蜂蜜，如1000g药粉备1500g蜂蜜。应用前须加以炼制，除去杂质，杀死微生物，降低水分含量，增加黏合力。

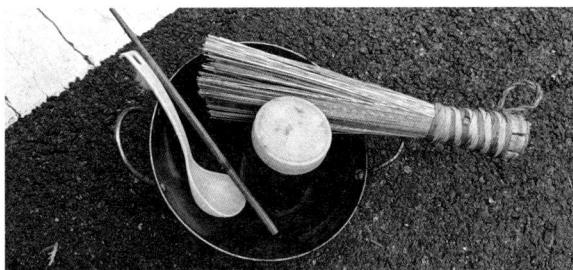

制蜜丸的部分工具

炼蜜：即熬炼蜂蜜，作用是去除杂质，杀灭细菌，蒸发水分，破坏酵素，增强黏性。炼蜜时先用武火熬沸，然后改为文火慢熬，同时在旁边放一碗凉水，并注意观察蜂蜜的颜色，当发现蜂蜜泛黄沫时，用一根竹筷在蜂蜜中沾上一滴，然后把竹筷抬高，让蜂蜜滴入水中，如果蜂蜜在水中不散开而沉底（即"滴水成珠"），蜂蜜就算炼好了。

嫩蜜：即蜂蜜加热至色泽无明显变化，稍有黏性。嫩蜜用于多油脂、黏液质、含糖、淀粉、动物组织等有黏性的药材制丸。

中蜜：嫩蜜继续加热，出现浅黄色、有光泽的较小气泡，用手捻有黏性，当两手指分开时无白丝出现。中蜜适合于黏性中等的药材制丸，如含糖、纤维质、淀粉等药物。

老蜜：中蜜继续加热，出现红棕色、光泽较大的气泡，滴入水中成珠状。老蜜黏合力很强，适用于黏性差的矿物质或纤维质药材制丸。调药：将熬炼好的蜂蜜用勺子倒入盆装的药粉内，同时用竹板在药粉内划圈搅动，边倒蜂蜜边调药粉，不断地搅拌，调蜜时可根据药粉的干湿度来调节。调好后，用消毒后的双手在盆中像揉面一样将其和为一团。

搓条和丸：可用少许芝麻油点于掌心，以使丸药光亮。如按每粒丸药重 9g 计，一料共重 5400g，就要做成 600 粒。可将和好的药团分成坨，每小坨搓条后，按菜板上分切，每节搓一丸。

包装：用皮纸或蜂蜡包裹。每和一丸就用薄膜包裹一丸，不必另作"阴干"，再用消毒器具装存备用。

第十三节　一个耳光的教训

我们合作医疗的白降丹用完了，老师叫我学习制作白降丹，老师说："要好好学习炼丹术，不能失传。"我们在卫生室对面的树林里挖了一个大坑，点起熊熊大火，烧起木炭，整整烧了 3 天。木炭烧成功后，我们开始准备制作白降丹。老师又叫我跑了几次县药材公司把药买齐，托人买了两个山西的阳城罐，一个公罐，一个母罐。按照《医宗金鉴》卷六十二制作白降丹。

材料：水银 40g，硝石 55g，皂矾 55g，硼砂 25g，食盐

55g，雄黄 16g，朱砂 16g。

制法：先将硝石、皂矾、食盐三味细粉同水银共研至以不见星为度，再将朱砂、雄黄、硼砂用套色法，陆续配研合匀，置罐内，用文火加热熔融，用木棍轻轻搅拌，使之均匀粘于罐底，去火待冷，以罐底朝上而不掉落为度，这叫结胎。并用竹片刮平，置于火炉上，以文火烧之，使罐内药物熔化，要注意火力是否均匀，熔化药物时先起灰色泡，再起白色泡和金色泡，即结胎已成之证。将罐端下，且要求药与罐壁紧密接合而无缝隙。将结好胎的丹罐（母罐）与公罐口接合处用盐水和黄土为泥，并以盐水调煅石膏成糊状，再盖上一纸条，浇于两罐口周围。以大搪瓷盆一个，盛上清水，中间放一母罐，将结好胎、封好口的罐安放在坑口，公罐底部放上一个铁盆，把盆底挖一个洞，露出公罐底，放在木炭上烧，先用武火烧炼 1 小时，再用文火烧 2 小时，约三炷香，去火待冷，看到约有一两像雪花一样的物质，启罐后刮取白色结晶，即为白降丹。

两位 60 多岁的老师仕于时制作，在鸡不鸣狗不叫的时候，烧上一炷香，我们三个人都在跪着，一会儿就要加木炭，我实在跪不住，心里压不住气，但又不敢反抗。当烧上第二炷香时他们也累了，到第三炷香时一切顺利，他们叫我看着，第三炷香烧完冷却后，慢慢抛去炭灰，用刷子轻轻扫下罐中的白色结晶——白降丹。他们刚走，我就坐起来，想起我们是革命青年，要破除迷信，和牛鬼蛇神做斗争，我顺手拿起墨水瓶，抓起笔，在报纸上写道："打倒卫生室两位牛鬼蛇神某某某。"天刚蒙蒙亮，魏老师高高兴兴地去看白降丹时，一进门口就看见我趴在办公桌上睡大觉，并且看到我写的大字报，暴跳如雷，老师一把揪住我的头发，上去就是一个耳光。他大叫道："我们花了一百多元钱，费这么大力，你还给我写大字报，我今天就打你这个革命青年！"我撒腿就跑，还跑掉了一只鞋。他在后面追我，拿起我的鞋追打我。我哭着跑回家，不去卫生室上班了。第二天，他到我家找我，把我拉到卫生室，语重心长地对我说："我们两个都老了，活不了几年，白降丹是我们最宝贵的绝活，想教给你，把这经验传下去。没想到丹没有炼出来，你也没有学会，老师心痛啊！"直到今日，每当我回山东走到他们的坟墓前时，都会内疚地流下眼泪，但我决心在有生之年攻破这一道关，让老师在九泉之下微笑，也原谅我的幼稚行为。

第十四节　自制去腐生肌散的奇效

一天，我跟张老师出诊，路过赵家楼沟时，看见几颗枸杞树，上面硕果累累，有的已经发红，有的还是青的，有的还正开着蓝色的花，真是绿叶蓝花加红果，我被眼前的美景所吸引，站在那里摘枸杞子，老师也顺便给我讲了两个故事。

相传慈禧太后在50岁左右的时候，经常心慌气短、胸闷、心烦、多汗、视物不清、失眠，经御医诊治，其效不佳。有一个钱将军对御医说了一件事，原来他母亲也患过类似的病（即现代的更年期综合征），后来有一个土郎中挖了枸杞根，洗净后剥下根皮，水煎服。他母亲服用几天后，大有好转，又服了 7 剂后病愈。众医闻之，便推举钱将军献方。

慈禧太后听后大喜，立即诏令钱将军回乡采药。钱将军不负众望，从老家采了一大包枸杞根，亲自煎药送到宫内，照护太后服用。几天后，慈禧太后感觉眼睛渐渐明朗，一阵阵的出汗也减少了，精神也好多了，就问钱将军用的是什么灵丹妙药。钱将军说："这是农村山上野枸杞的根，农民叫它地骨皮。"慈禧欣然赞叹："好！我吃地骨之皮，可与天地长寿。"《医宗金鉴》中记载四物汤加地骨皮可治疗更年期综合征，《串雅》记载地骨皮有去腐生肌之功。

老师接着讲了第二个故事。1947 年解放战争时期，由于前方药物紧缺，有一次，地下共产党员高奋指示：我们要加工一批治疗枪伤的药，供前线急用。我们要发动群众采地骨皮，附近的山上采完了就到其他山上采，八岐山的采完了，就到石门坊、沂蒙山、嵩山采。于是，他们白天采药，晚上洗药，洗好后晒干、切碎、炮制，用药碾子捻成细粉，供应前线。白天不敢送，只有晚上送到前线，一不小心就会被敌人截取。

人们日夜奋战，他和张如愿（我的叔父）推着两麻袋药，送往孟良崮武工队。5 月 9 日，他们走了一夜，又累又饿，脚也磨出了大血疱，他们找了一个当地农民的牛棚子歇歇脚，可谁知道睡着了，天亮时暴露了，被敌人抓去，药也被抢去了。

敌人让他们说出解放军的地点，还要他们给敌人讲这能治什么病。他们打死都说不知道。狠心的敌人把老师和叔父吊起来打，把老师的大拇指穿上线绳吊起来当靶子，用枪打老师的手。他当时流了很多血，快昏过去了。最后叔父急了，说："我告诉你治什么病，你放了他吧！"他想了个办法骗敌人，告诉敌人现在快到三伏天了，临沂地区经常发生水灾，灾害过后必有大疫，他们家里有家传的治拉肚子的药，这药很好，喝 7 天就不拉肚子了。敌人一听，高兴地直喊："我们把这药留下。"有一个给敌人工作的人是我们临朐五井人士，他们在这个人的帮助下逃出了虎口，但老师的右手却留下了永久的残疾。5 月 15 日晨，整 74 师被围困于以孟良崮为核心的几个山头上，在孟良崮战役中，解放军牺牲约 2043 人，负伤约 9300人，战士们用药后好得很快，临朐战役牵制了敌军主力，完成了围城打援、掩护华野总部和苏浙皖党政机关干部群众转移的任务。党和国家领导人后来评价此次战役："把敌人的重点进攻由集中而逼迫其分散，有力地配合刘邓大军取得鲁西大捷，完成战略计划上的胜利。"

1947 年 6 月，陈毅的部队攻打冶源，时任秘书的范白清听说老师家治疗枪伤的药很神奇，便托人找到老师，叫他们送一批外伤药。因为时间紧，来不及上山挖地骨皮加工，就送了些红升丹和红膏药等，伤员们用上老师家的药，伤好得很快，都说是治外伤的神药。

有一次，一个 20 来岁的小伙子突然发烧，寒战，背部疼痛，体温 38℃，那时候没有化验的条件，老师看他舌质红绛，苔黄腻，脉数，只靠望闻问切，就判断这孩子要有非常重的病发生，凭着他的经验，老师给这孩子开了五味消毒饮，可是没有蒲公英，我只好到田里找，一上午采了 500g，也只能够 7剂中药的量。老师又给他开了磺胺嘧啶 0.5g，一日 2 次。第 3天，患者又来卫生所，说他背部痛得厉害，老师一查，在大椎穴处发现有一个小肿块，老师告诉我："肿块长在这里中医叫'对口疮疡'，西医叫急性蜂窝组织炎，这病处理不当会引起败血症。"老师取仙人掌 60g，生石膏 30g，叫我把仙人掌上的刺挖掉，用铜药捣子将仙人掌捣成泥状，再把石膏捣成细末，将两药调成糊状，放上少许姜汁调和并敷在患处，告诉患者一天敷 3~4 次。

老师又给他开了仙方活命饮，但是没有穿山甲、乳香、没药，老师又将川贝母改成浙贝母。到第三诊时，患者肿块上有几个脓头，老师说停止服中药，疮口处用太乙膏拔毒，注射土霉素，每天清创。几天后，脓头都成了瘘管，并且疮口周围发青，老师说："这是毒素内陷，必须用当归黄芪补血汤，再用去腐生肌散撒在瘘管里。"3 天后，患者述疮口处流出大量的脓水，但全身感到很舒服。老师查看疮口处，发现颜色由青变红润，患者 15 天后病愈了。

有一个老奶奶，乳房上长了一个包块，已经 6 年多了。老师告诉我这是《医宗金鉴》里讲的乳岩，西医叫乳腺癌。患者到过大医院治疗无效，济南大医院叫她手术，因为没有钱，只能用土单验方维持生命。老师叫她经常吃海带以软坚散结，用蜈蚣烧鸡蛋。方法：将鸡蛋开一小孔，把蜈蚣粉细末装进鸡蛋内，用桑皮纸包好后再用线扎好，用柴火烧熟，吃鸡蛋。这个方法将患者的病情控制住了。有一次，有人告诉她用斑蝥烧鸡蛋吃，一天吃一只斑蝥，三天后她子宫大出血，差点丧命（因为用量过大）。老师给她用的独参汤治疗，配阿胶、三七，她的血才止住。一年后，乳房的肿块化脓流水，形成瘘管，患者每天来卫生所换药，一打开疮口，味道臭不可闻，到了夏天疮口里生蛆，每次用双氧水清洗疮口，再放去腐生肌散，脓水照样流，疮口不见小，人也骨瘦如柴，老师说此人已是脱证，活不了多长时间了。半年后，老奶奶就去世了。我问老师为什么对口疮疡的患者敷上去腐生肌散，疮口好得那么快？老师说这就叫因人而异，因病而异，因地而异。

一天夜里，从外村来了一位17岁的姑娘，她来修电灌站，拉车时左手拇指被树枝扎了一下，当时没有在意，几天后她的手指又肿又痛，指甲盖底下出现一块红肉，疼得她晚上直哭，老师说这是蛇头疔，西医叫甲沟炎，需要用清热解毒、止痛的药。当时卫生所只有安乃近和黄胺嘧啶，老师给她开了一天的量，第二天她的整个拇指红肿，指头尖部发青，化脓了。当时她有没有钱治疗，正好白天大队杀猪的同志拿来一个猪苦胆，老师便把苦胆套在姑娘的拇指上，过了一个多小时，疼痛减轻了。第二天，自述前几天晚上痛得睡不着觉，昨天晚上睡了个好觉，拿下苦胆一看，肿消了，并且已经出脓，清创后敷上去腐生肌散，几天后就痊愈了。姑娘逢人就讲，她仅花几毛钱就把病治好了。她还把她的亲戚带到卫生所，她表嫂阑尾炎手术后半年，刀口处一直流脓水，每周 3 次到医院换药，每次都疼得出一身汗。我看到患者弯着腰，两手抱着肚子，面色蜡黄，身体消瘦。老师给她望闻问切后，叫我再切脉。老师说："她的脉沉细无力，舌苔淡，苔白，这人元气大伤，气血两虚。用补中益气汤 3 剂，在伤口清创后给她用上去腐生肌散。"到第四天，患者又来了，高兴地说服药后感到身体有力了，刀口处流出很多脓水。老师又给他开了生黄芪一两，当归九钱，7 剂，刀口上用去腐生肌散，又叫她准备老母鸡一只，大枣三枚，鲜姜九片，葱白三棵，用文火煮。老师说："后天是阴历八月初一，早上在没有出太阳的时候，你到地里采露水，把树上、庄稼上的露水采一碗，放到煮好的鸡汤里一块服。"到第 7 天，患者又来卫生所，面色红润，腰杆也直了，说话声音有力，脉搏也有力了，刀口流脓水也少多了。老师又给她涂了些去腐生肌散，告诉她不用服中药了。20 天后，患者告诉我们她痊愈了。

那时国家提倡以简、效、廉为原则，不花钱或者少花钱治病。那时候农村缺医、缺药，还缺钱，土方、单方起了大作用。

第五章

难忘的女赤脚医生培训班

第一节　学习榜样王桂珍

1972 年 4 月，杨善公社卫生院举办首届女赤脚医生学习班，公社卫生院院长讲话："同志们，千百年来我国农村缺医少药，农民就医是历史难题。新中国成立后，党中央虽十分重视农村广大农民的健康卫生问题，但当时受过正规培训的乡村医生鲜少，广大农民的健康问题亟待解决，因此培养一大批农村养得起、留得住的医生，确实是全国卫生工作的当务之急。今天，我们杨善公社首届女赤脚医生学习班开班了，在国家'把医疗卫生工作的重点放到农村去'的指示下，在全国农村合作医疗一片红的精神鼓舞下，我们举办这次学习班，也体现了国家领导所说的'时代不同了，男女都一样，妇女能顶半边天'。"随后，院长带着我们学习上海女赤脚医生王桂珍的先进事迹。

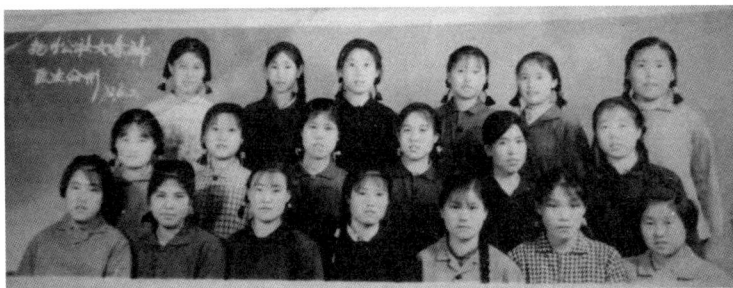

女赤脚医生学习班

川沙县（今上海市浦东新区川沙镇）《关于巩固、提高大队卫生员（半农半医）的试行办法》规定赤脚医生每年参加劳动120~140天，"不拿工资，帮助种地，亦工亦农，赤脚行医"。

张院长又说："你们任务很重，我国新生儿死亡率约20%，产妇的死亡率约为1500/10万。我们公社实行新法接生，要降低新生儿死亡率，降低产妇的死亡率，提高健康水平，也可以说，你们要用文化和知识技术，填平每个村庄的沟沟坎坎（死孩子坑），这全靠在座的各位。"当时我就想起，我们四小章村的西沟里，也有一个"死孩子坑"。每次走到那里，我都吓得捂着眼，因为扔到西沟的死孩子几乎天天都有，我二姐就有四个孩子都死于新生儿破伤风，所以我们要认真学习，以担负全村妇女的身体健康为目标，推广新法接生，消灭破伤风和产褥热，预防普查农村妇女常见病、多发病。计划生育放环、取环，参与人工流产，结扎。在短短两个月，除了要学会接生看病、打防疫针等外，还要学会治疗农村常见病、多发病，防治传染病等。公社卫生院担负大家的教学工作，实习在公社卫生院。每一位学员轮流实习 3 个月，表现较好的可以送到县医院学习。

晚上县电影队给学员和医院的职工放映电影，1969 年 10 月 1 日，中华人民共和国成立 20 周年大庆，天安门广场举行了庆典活动。在《庆祝伟大的中华人民共和国成立二十周年》纪录片中有一组镜头，一个个训练方队高呼着口号整齐地从城楼下的长安街走过，接受国家领导人的检阅。其中有一个特殊的方队，队列的前边是"把医疗卫生工作的重点放到农村去"15 个巨大的字，用特制的轮车推着。这个队列由近千名肩背药箱、背负斗笠、挽着裤腿、赤着脚的年轻农村姑娘组成，她们是当时分布在全国数百万农村赤脚医生的代表。我们看了都很感动，一个个写下决心书。

第二节　艰苦的学习条件

学习的地址在公社会议室，没有讲台、黑板、课桌、凳子。这间会议室既是教室，也是宿舍，又是餐厅。一共 29 个人报到，代表每个大队的学员。老师是卫生院妇产科的赵老师，她坐在一个小凳子上讲课，我们没有教材，大家用膝盖当课桌，地铺当凳子（将麦草铺在地上，上面铺着席，自己带铺盖）。全班只有一本妇科学的书，我们围着赵老师认真听讲，她念一句，我们写一句。由于学员文化、年龄参差不齐，大的有 40 多岁，最小的才 15 岁，听写能力也不一样，接受能力不一样，这可真是难为老师了，她一字一字地教，一遍一遍地读，有的同学生字不会写，她就跑到同学身边教她写。一天下来她嗓子都有些嘶哑了，嘴唇也起了疱。她每天都讲 8 个小时，从无怨言。

学习完简单的人体解剖，老师教我们用听筒怎样听胎心，诊断正常胎心和异常胎心，用自己的双手判断正常胎位、臀位、横位。她用棉花和纱布自制了胎盘，用红墨水染的是胎盘，用蓝墨水染的是胎膜。一面是平面（子体面），保护胎儿、羊水；另一面凹凸不平（母体面），输送血液、营养。类似这样生动地授课，帮助我们分辨胎盘、胎膜是否完整。此外，她还把脐带用别针连接，帮助我们理解。老师还自制一个大木箱子，旁边挖上一个洞，缝了一个布娃娃，将布娃娃放进木箱子里，她一手在洞内拉着布娃娃，我们在洞外练习第一产程、第二产程、第三产程的操作，练习如何保护会阴、剪脐带、消毒。特别是我们这些年龄小的同学，调皮不懂事，功课不能按时完成，她对我们特别严厉，每天布置的作业比较多，第二天一上课就爱提问，把我们吓得做不完作业都不敢睡觉。到晚上，我们就带着问题到她家。老师是 1954 年济南卫生学校毕业生分到临朐农村的，在卫生战线奋斗了十几年的主治医师，却住在三间没有阳光的黑房子里，一家 7 口人。她每天回家要照顾老人，抚养 3 个孩子，在那又黑又潮的房间里，她一边用柴火做饭，一边给大家解答一个一个的问题，怀里还抱着一岁的女儿，直到大家都明白她才放心。

我们开始学习新法接生、放环、取环，以及农村妇女常见病、多发病的治疗，边学边实习。老师把我们分为几个小组，夜间到妇产科见习。有一天，老师突然点名我们小组，说今天有几个产妇待产，还有个是臀位，让我们根据上课讲的理论知识再结合实际好好地看一下。我们三个人跟着值班老师实习，第一次听胎心，观察产程、宫缩，检查体征，练习消毒等。老师很快处理了几个顺产的产妇。

第三节 技术精湛的赵老师

有个臀位难产的患者，宫口已经开全，由赵老师接生，并严密观察胎心和产妇的血压。由于产程长，只能给产妇进行会阴侧切，产妇一阵大声嚎叫，老师一次次喊"用劲"。我第一次见到这种情景，很是害怕，很想放弃，老师告诉我们，她第一次学接生时也很害怕，见多了后，不仅不害怕，还越干越喜欢。半小时后产妇产出一男婴，但是婴儿已经窒息，面色苍白，赵老师立即清理呼吸道的痰液，拍背，又用消毒无菌纱布口对口地进行人工呼吸，其他医生注射强心针，经过20多分钟的抢救，男婴终于哇哇大哭了。老师这才用隔离衣的袖子擦擦额头的汗，看到母子平安才离开产房，这时已经是夜里凌晨。过了不到一个小时，又来了一个产后大出血的患者，值班医生诊断为"胎盘嵌顿"，需要手术。但卫生院没有手术室，此时患者已经全身浮肿，血压下降，那时候卫生院只有一部电话，装在院办公室，一下班工作人员回农村住，没办法联系县医院的救护车，别说是找汽车，就是找一台拖拉机都非常困难。最快的方法是用自行车，但患者已经坐不住了，她丈夫推着独轮车，又怕途中出问题。在这危急时刻，赵老师凭着她多年的经验，立即用宫缩剂静脉输液，她徒手剥离下嵌顿的胎盘。但患者还是出血不止，她就用无菌纱布填塞宫腔法，一会儿汗就湿透了她的工作帽。最后患者的血止住了，老师才脱下满身是血的隔离衣，拖着疲惫的身体回了家。第二天一早起来到病房查完房，老师依然坐在那个木凳上讲课，一点也没有看出来她抢救了一夜的患者。我发现她的双眼带着红血丝，我深深感到这才是真正的白求恩式的医生。她讲课通俗易懂，平时对我们很严，尤其是我年龄小，平时不拘小节，又加上不会说话，她对我更加严厉。一次她教我学习放环，刚打开手术包我很害怕，拿起阴道窥器，手都在发抖，一不小心就把患者的阴道弄出血了，患者发火了，大骂怎么找个孩子来做手术，老师一边安慰患者，一边熟练地完成了手术。激烈的医患矛盾化解了，我委屈地哭了，老师对我进行了严厉的批评，她说："你要站在患者的角度看问题，如果别人伤害了你的身体，你会怎么想，幸亏没有给人家弄成子宫穿孔。"从那以后，老师手把手教我，用探针查子宫的前位和后位，放环，取环，并三番五次地讲要注意防止子宫穿孔，直到我能熟练地进行放环、取环手术。她告诉我，放环完毕后要嘱咐患者半个月内不要同房。

她对每个学生都是这样苦口婆心地一对一教学，可以说百问不烦，百教不厌。我们的学习任务很重，短短两个月我们就了解了女性的生理解剖结构，掌握了放环、取环、新法接生，以及产后大出血、胎盘滞留、产褥热、新生儿黄疸的处理，新生儿窒息的抢救，妇女常见病、多发病的治疗。老师讲的课都必须背诵，每天都会提问，大家也很努力。她把我们这一群最高文化只有初中毕业的不懂事的孩子，培养得能熟练地进行接生、放环等手术操作后，她才放心。她在工作和学习中对我们要求很严，平时却把我们当作她的孩子一样关心，有时候她家包水饺，都把我们叫去吃，于是大家有事都找赵老师。

有一天，她语重心长地对我说："小魏，要想做一个好医生，首先要学会怎样做人，才能学会做事，要用一颗菩萨心对待患者。患者是水，我们是船，水能载舟，亦能覆舟。学医行医，人命关天，事事要小心，不能有半点马虎。可以说，一个小数点，一条人命；一句话，一条人命；少走一步，一条人命；一个眼色，一条人命。"

学习结束了，为了照一张全班合影，我们从早上7点开始步行，大家高兴地一边走一边唱，9点多才到临朐县照相馆照了合影。这20多个赤脚医生破茧成蝶，担负着守护全公社妇女健康的重要任务，每个大队都发接生包和放环、取环手术包。从此，农村实行新法接生，消灭新生儿破伤风、产褥热。

宫颈癌、卵巢癌和各种妇科疾病能及早发现，及早治疗，大大降低了新生儿和产妇的死亡率。

回到大队后，大家都不相信一个小姑娘能接生、治妇女病。赵老师告诉我们，遇到放环的、生病的、接生的，就把他们送到医院，赵老师教我们操作。所以一有患者我就把他们送到医院，赵老师在手术台前看着我们，手把手地教我们接生、治病，我一跟就是八个春秋。

赵老师在 1965 年"六二六"中央指示下达后，积极报名响应国家号召，到农村去，到最艰苦的地方去，她和刘老师全家来到我们杨善公社卫生院，担负起妇产科工作和培训赤脚医生的任务，说她是我们的老师，倒不如说是我们的母亲。她说得最多的话就是："我是一个农村的孩子，是党把我培养成一名人民的医生，多不容易啊！要听党中央的话，要好好报答党的恩情，努力工作，全心全意为人民服务。"

她带领大家踏上从医之路，帮助我们这些不懂事的孩子，苦口婆心地把毕生的经验都传授于我们，带领我们女赤脚医生在全公社推广新法接生。不知有多少个婴儿从破伤风的虎口下被救回来，全公社 29 个大队，人们再也见不到那沟里的"死孩子坑"，婴儿的死亡率降为零。挽救了无数难产、产后大出血、产褥热妇女的生命，把她们从死亡线上拉回来。很多早期宫颈癌患者在赵老师的倡导下，在全公社普查普治妇女病中早发现、早治疗，现在还健康地生活着。我们放下药箱下地，背起药箱出诊，忙起来的时候一个星期没法上床好好休息，一顿饭有时吃 3~4 次。只要群众有需要，我们都要出诊。那些年我们日出而作，日落而息，赤脚医生中，女医生的身体状况普遍较男医生差，但工作起来能顶起半边天。

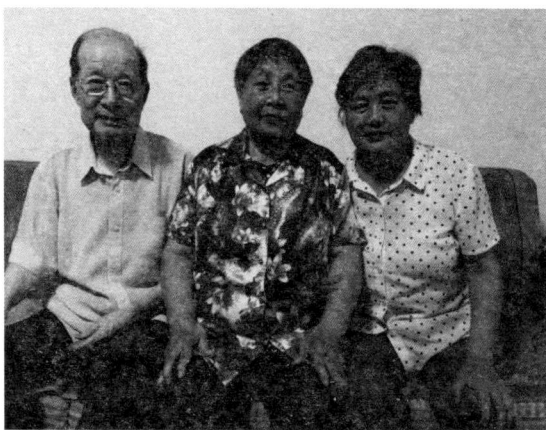

48 年后与赵老师、刘老师合影

2017 年，我回到潍坊地区寿光市看望 40 多年不见的赵老师。到门口听见老师喊我："小魏你来了，赵老师想你了。"进门后，我被眼前的一幕惊呆了，赵老师患类风湿关节炎多年，关节已经变形，行走困难，只能坐在轮椅上与我交谈，她的思路还是那么敏捷，声音还是那么甜美，她还高兴地对我说："现在党的政策好，我家是四世同堂，我们都住上专家楼了，你老师我还上了老年大学，要感谢共产党，感谢党对知识分子的好政策。"临走时她还跟我说："小魏，要好好注意身体。"我一直不敢回头看她，因为我已经泪流满面，只恨那间又黑又潮的房子（年轻时老师住的那间房子使她患上了类风湿，老师当年吃了不少苦）。

第四节　第一次接生

　　学习结束后，我带着产包回到大队，感到重任在肩，又喜又怕，每天复习带回来的书和笔记，把接生的步骤做了一遍又一遍，每天将产包消好毒，药品准备好。尽管害怕，却又期待着有人来叫我去接生。然而过了几个月，也没有人来找我，工作很难开展。老乡们还是相信老接生员，我只好拜她为师。

　　我第一次在大队接生时，带着产包和急救药品到了产妇家，和老接生员一起接生。我在一边看，老接生员给我讲了很多她接生的实例，老师告诉我这是第三胎顺产。当产妇宫缩时，老师给产妇按旧法接生，在产妇臀部底下放了一块变了颜色的黑棕色布，让产妇坐在床上，背后有一个人抱着产妇，老接生员说这样能用力。没有消毒巾，桌子上有一瓶酒，老接生员喝一大口酒，喷洒在产妇会阴和两大腿处，并告诉我这些年她都是这样消毒的，她把家里做针线活的剪刀放在一碗酒里，又准备了一副橡皮手套。我问她："断脐的剪刀消毒过没有？"她说："剪脐带时，把碗里的酒用火柴点然后烧剪刀，消毒效果很好。"我说："老师，公社卫生院给我发的消毒的产包用吗？"她说："我这样接生十几年了，就用这些东西，都很好。"产妇宫缩一阵接一阵，也一阵一阵地尖叫，我有点害怕，老师说："产妇宫口开到两指了。"这时，她怕酒不够，叫我到小卖部去买，当我回来时，这家的老人突然把我叫到一边说："你还小，没结婚的姑娘不能进产房，怕冲了俺家媳妇的喜，你回家睡觉去。已经快夜里十点了，这里没有你的事。"我垂头丧气地回到家，心想开展新法接生怎么这么难。

　　说没事就没事，有事却来得那么突然。当我睡熟的时候，忽然有人把门敲得震天响，开门一看，一个汉子敞着棉衣，跑得汗水直流，他气喘吁吁地说："六妹妹呀，你嫂子生了个大儿子，现在大出血，老接生员叫你赶快过去。"我顾不得多想，急忙背上药箱，跟着他就跑。这天正好是腊八节，天在下着大雪，走在路上，冷风刺骨，我浑身猛地一紧，心里忽然害怕起来，只学了两个月能行吗？万一出了危险怎么办？顿时我心里在打鼓，脑子变得像一桶糨糊，平时背得滚瓜烂熟的笔记在这时却一句都记不得了，这时赵老师的声音在我耳边响起："大出血，第一注射催产素，促进子宫收缩；第二，检查胎盘残留；第三，注射安络血和仙鹤草素。产妇休克要输 10% 葡萄糖、能量、维生素 C，或用 50% 的高渗葡萄糖静脉推注，以及人工补液，用开水泡上红糖，加上少量食盐，严重的要送医院处理。"到了产妇家，我被眼前的一幕惊呆了，老接生员满身是血，正在给产妇做腹部按压，产妇还是半卧位，后面有人扶着，但面色蜡黄，不省人事。还是那个老人说："闺女快救救你嫂子，她快没有气了。"我心里一直打鼓，但表面装作冷静。我给她测了体温，显示 35℃，血压 80/50mmHg，瞳孔大小正常，我赶紧给她注射催产素、安络血，老接生员继续按压子宫底。我给她切脉，她的脉刚摸上去表面洪大，重按时却无脉，我工作两年没有见到这样的脉搏。我突然想起老中医给我讲的遇到失血的患者，切脉时脉象洪大像葱管，重按则无脉，叫芤脉，用独参汤救治。我一边给产妇静脉推注50%的高渗糖，一边叫她的家人到卫生室取人参一两，水煎服。产妇很快排出了残留的部分胎盘，出血止住了，产妇也睁开了眼睛，我又给她人工补液，服上独参汤。忙碌了一阵子，产妇面色转红了，也说话了，还吃了一碗艾叶荷包蛋汤。我和老接生员都累得出了一身汗，老接生员说："今天要不是你用药及时，出血止不住就麻烦了。"看到母子平安，我和老接生员都非常高兴。

但我们两个人刚走出产妇家，老接生员就对我提出了严厉的批评，她说："你的话太多，在产妇家，不要问这消毒那消毒的。"我急忙向老师道歉："老师我错了，以后产包消毒及产前准备工作由我来做，您只做技术活。我还小不懂事，请老师严加管教，我虚心接受。"后来我怕出现新生儿破伤风，每天都去那产妇家看望，直到7天后我才放心。去产妇家里时，那位老人拉着我的手说："闺女，多亏你救了你嫂子，没想到你小小的年纪学得这么好。"我高兴地说："赵老师手把手地教了我们两个多月，她的技术非常好，抢救嫂子的方法就是她教的。"这家人四处宣传，说我救了他家一条人命，我的老师技术好，严师手下出高徒。从这天起，全村孕妇都主动找我检查，并且要求我和老接生员一块给她们接生。月经不调、患妇科病的也来找我。公社医院开例会时，我把这事告诉了赵老师，她说："这样做非常好，新老接生员团结一致，开展推广新法接生。"

第五节　发明宫颈糜烂烧灼器

那个年代，由于农村卫生习惯差，妇女生了孩子，特别是生了两个孩子以上的人，患宫颈糜烂的约占 50%，白带增多为宫颈糜烂的主要症状。正常白带为透明黏液，若伴有炎症感染，白带则呈黄色脓性、黏稠状；重度糜烂则白带量较多，有时带少量血丝或血液，性交时会出血。此外，患者还会出现腰骶部疼痛、盆腔下坠痛及痛经，可影响性生活，有的出现尿频、尿痛症状，有时也可引起尿路感染，严重者长期腰痛，四肢无力，影响劳动。

赵老师带领我们在全公社开展普查普治妇女病，把我们分成几个小组，按片划分，3~5 人一组，到每个村联合普查宫颈糜烂、宫颈癌、阴道炎、附件炎等，要求每个育龄妇女都要刮片检查。我们每人每天检查 30~50 人，不知道是累的还是让臭味熏的（农村没有条件洗澡，做妇科检查时臭味不可想象），每天都头昏眼花。通过一个月的普查，全公社查出早期子宫癌、子宫肌瘤等病，特别是宫颈糜烂占 50%。局部上药既麻烦，效果又不佳，这使赵老师耿耿难眠，她反复试验，研究出一个操作简单、花钱少、效果好的方法，那就是自制烧灼器。她在铁木联合厂把自行车上的辐条头用车床打平，在酒精灯上烧红后，用阴道扩阴器暴露糜烂的宫颈，然后进行灼烧，第 1 次灼烧 1 周后，患者开始流脓血，2~3 次治疗后检查糜烂的宫颈，发现其变为正常。一般 Ⅱ 度糜烂的，手术 2 次痊愈；Ⅲ 度糜烂的，手术 3 次痊愈。鉴于临床试验的成功，赵老师又制造了 29 个烧灼器，每个女赤脚医生分几个手术包，必须完成任务。我们这个小组担任 300 多人的手术任务，我们提着手术包，坐在马车上前往每个村庄。手术第一天，我们 5 个人都被臭得吃不下饭。我们坐在班车上，乘客们都捂着鼻子，离我们远远的，他们说："你们这些姑娘看起来打扮得很干净，身上却是灼猪头的臭味道。"我们全心全意为人民服务，发扬不怕苦的精神，保护妇女身体健康，解决"妇女看病难，看病贵，看不起病"的问题。

我们在赵老师的传授下，不到半年的时间，用老百姓的话说，就是不显眼的大夫，大病治不了，但能治一些小病小灾，缓解病痛，如感冒、头疼、胳膊腿破伤……赤脚医生就是面对面地为村民服务，没有固定的上下班时间，总是不停地忙碌着，可想而知，几十年如一日，能坚持下来真不容易。所以我们二十几个同志，最后坚持下来的只有几个人。现在，当年的合影中还有几个人，他们至今还在农村卫生室奋斗，守护农民健康已经 50 年了。

我们身背保健箱走村串户，进行卫生知识宣传和开展爱国卫生运动，儿童建卡造册、预防接种，实行计划免疫，保护孕产妇和儿童健康，以利于计划生育在农村顺利进行。我们进行疫情报告，监控和防治各类流行病、暴发病，以及常见病的诊治，送医送药上门，方便农民群众，除四害、讲卫生，用自己的双手和无私的心，日夜守护村民的健康。我们为了做好这份工作，无数次舍小家，顾大家，一心一意扑在工作上，几十年来默默无闻地工作。霍乱、伤寒、疟疾、流脑、甲肝等病流行期间，赤脚医生积极投身这场没有硝烟的战争，站在监测的第一线，与患者零距离接触，详细登记，测量体温，为国家和人民无私奉献。她们不计报酬，善始善终地完成任务，一旦得到一点补助，就高兴得奔走相告。千家万户留下串串脚印，药箱伴随泥土香。半农半医的赤脚医生及农村合作医疗给中国农民带来了最基础的医疗救助，在世界医疗卫生服务史上曾一度辉煌。

"赤脚医生向阳花，贫下中农人人夸，一根银针治百病，一颗红星暖天下，出诊远方千层岭，采药敢登万丈崖……"40多年前，两部反映赤脚医生题材的电影——《春苗》《红雨》曾风靡中国大地，电影插曲《赤脚医生之歌》也随之脍炙人口。赤脚医生在中国存在了将近20年的岁月，他们中的很多人医术精湛，拥有一颗赤诚的心，对农村医疗事业的发展发挥了极大的作用，对改变当时中国农村落后的卫生面貌产生了极其深远的影响。

第六章

提保险灯的小医生

第一节　误治小儿肺炎

有一天晚上，就我一人守在卫生所，一个农民抱着孩子来找我。孩子 3 岁了，孩子母亲说："孩子几天前鼻塞流涕，今天干咳。"我对着《赤脚医生手册》找答案，根据药瓶上的说明，给孩子配了点复方阿司匹林、四环素糖颗粒、甘草片。第二天，孩子发烧，出现咳嗽、呕吐、吐痰困难、烦躁及喘憋等症状，体温 39℃，呼吸困难，口周、指甲青紫，鼻翼扇动伴三凹征，尤其胸壁吸气性凹陷和呼吸增快，呼吸时呻吟，呼气时间延长。因为没有青霉素，我一边给他肌内注射鱼腥草，一边给他开了麻杏石甘汤，水煎服（但孩子不喝），一日 2 次。第三天，孩子的病情急剧恶化，深夜我和孩子母亲抱着他送往医院。路上北风刺骨，远处看到许多磷火，我们都很害怕，走到黄龙沟里，河水已结冰，我们只管直奔医院，没有想到走到冰上，孩子母亲一不小心滑倒了，把孩子摔到冰上，孩子都没有哭声。我赶紧借助灯笼的光抱起孩子，又奔跑在羊肠小道上，突然不远处传来猫头鹰的叫声，使我们毛骨悚然。

到了医院，刘老师值班，他检查完说："你听一下，这就是细湿啰音或捻发音，在患儿哭闹、深呼吸时才能听到，以背部两侧下方及脊柱旁听得清楚，叩诊发现病灶融合扩大，累及部分或整个肺叶，可出现相应的肺实变体征。"老师又说："出现胸壁吸气性凹陷、鼻翼扇动或呻吟，提示低氧血症，为重度肺炎。"此时患儿骤发极度烦躁不安，明显发绀，面色发灰，指（趾）甲微血管充盈时间延长。刘老师说："患儿出现烦躁不安提示很可能缺氧，而缺氧心率加快，为140~160次/分钟，我们医院条件差，应该转院。"这时我很后悔又害怕，和孩子母亲一起抱着他跑了20里路，一到医院就进了急诊室，我忙着给孩子办手续，又给他父亲单位打电话，由于他父亲单位只有一部座机，晚上没有人值班，直到天亮才打通电话。第二天，医生已经下了病危通知单，孩子父母一直在病床前哭。我发现患儿瞳孔改变，对光反应迟钝或消失，烦躁、嗜睡，眼球上窜，凝视昏睡，惊厥，呼吸节律不齐，四肢水肿、发凉，口周灰白，脉搏微弱。医生告诉我，这是充血性心力衰竭的征象。我带着内疚的心情离开医院，到了下午，不幸的消息传来，孩子已经死了。孩子母亲撕心裂肺的哭声，像无数个针尖刺扎着我的心脏，我因知识的欠缺而感到内疚，在缺医少药的农村，一个3岁的孩子就这样夭折了。

第二节 护送产妇

1973年有个孕妇，我给她做围产期检查，诊断为双胞胎。卫生所条件差，我心里也没有底，总怕出事，再三嘱咐她分娩时一定要到医院去。可是一天夜里，孕妇突然腹痛难忍，外面电闪雷鸣，风雨交加，我迅速赶到她家，告诉她必须去几里外的医院生产，但担心途中可能出现危险，我提起保险灯，她的家人用门板和扁担搭起担架，四个人将产妇送往医院。

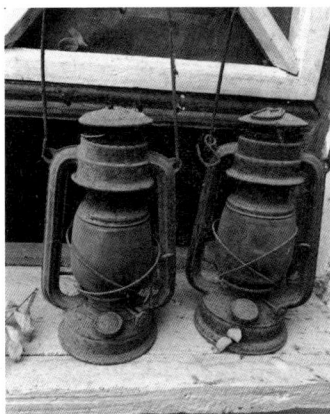

手提保险灯

走到我惧怕的黄龙沟时，水深得已经淹过了大人的腰，当时我挽起裤腿，一手提保险灯，一手提着鞋，背着保健箱和产包，身上披着塑料袋（农村里找不出几把雨伞），走在前面照明。因不知道水的深浅，我刚下水，一个浪头打过来，我被卷到漩涡里，幸好被产妇家属里的一个青年大汉一把抓住，救了我的小命。可是我的鞋和保险灯都被水冲走了，顺着那在水上漂着的保险灯的光，都能看清我的鞋也漂在水上，灯被冲出十几米才没有了光，我只好光着脚丫走在泥潭中。这时产妇宫缩一阵一阵加剧，我们只能在大雨中飞奔，大家都像落汤鸡一样。

到了医院，赵老师值班，已经做好了一切接生准备，一个小时后，龙凤胎平安出生，全家人乐得合不上嘴。此时，我才感到我的右脚非常痛，痛得不敢走路。我洗完脚才发现脚被划伤了一个大口子，在医院清创后缝了三针。一个大姑娘家光着脚没有鞋穿，又没有钱买，我只能在医院里哭。赵老师知道后，回家把自己穿的半新不旧的一双白塑料底、方口系带的鞋给我穿上。赵老师一走，正在哭的我就偷着笑了，因为我长到这么大，还是第一次穿上买的鞋。

第三节 青霉素过敏

青霉素过敏，让我每每想起来都害怕得头皮发麻。由于老医生都是中医，对西医也是摸着石头过河，一窍不通。老师曾说："注射青霉素不用做皮试，把青霉素用注射用水稀释后，点眼睛十分钟后，如果眼睛不痛、巩膜不发红就能注射青霉素，有注射青霉素史的人也不用做皮试就可以注射。"更危险的是，老师还教我注射青霉素时先注射 1/3 剂量后停 10 分钟，观察患者有没有反应，若无反应再全部注射。有人拿着青霉素来注射，我都先问一句："打过青霉素没有？"如果用过，眼都不点，直接注射，多亏苍天保佑，我没遇到过事故。其他卫生所，死人的事时有发生。

有一天，公社卫生院例会报告了一起医疗事故，临近村的一个卫生所发生青霉素过敏医疗事故，一个3岁的小男孩经抢救无效死亡。我们的同事也是我们的好朋友，被工作单位开除。还有一次，我在卫生所为一位患有肺部感染的农民注射青霉素，我还谨慎地做了皮试，因为是晚上，灯光下没看清楚，注射后约几分钟，患者说胸闷难受，我马上把她扶到病床上卧倒，她突然双眼向上一翻昏过去了（休克）。那时的医疗站只有我一个医生，患者的心跳很微弱，血压几乎都测不到了。我特别害怕，想到了在赤脚医生例会上，刘老师讲的抢救过敏性休克患者的紧急措施，抢救休克患者必须用肾上腺素，可以肌内注射。我马上给患者肌内注射肾上腺素、阿托品，患者的心跳马上恢复了，血压也升上来了。也天有眼，她丈夫是开车的司机，便马上将患者送公社医院抢救，在送往医院的途中，患者又出现了休克症状，我一手举着吊瓶，输入葡萄糖和可的松等抗过敏药。到了医院后，经抢救，患者情况基本稳定，第二天就出院了。我由此也避免了一次重大医疗事故，这都应记功于赤脚医生例会上老师讲的知识。

50多年后的今天，每当我回忆起当时抢救患者的情景，还是心有余悸，在抢救那个因药物过敏而休克的患者时，我的冷汗湿透了衣服，心慌意乱，两条腿不由自主地直打哆嗦，直到最后把患者送进医院的急救室，抢救成功后，压在我心里的一块石头才落了地。

第四节　抢救外伤患者

记得有一年夏收大忙季节，收割的大量麦子放在生产队大场堆成麦垛，一般堆得有几米高，面积约二十平方米左右。我们将麦子不断地叉上去，堆好后用脱粒机打麦子。深夜，突然有人大声喊我起来，说张某的胳膊被卷进脱粒机了，机器车带上血肉模糊，他的桡骨、尺骨粉碎性骨折，骨外露，整个人都被鲜血染红了。他来到卫生所，我马上消毒，打麻醉针，清创，给予简单的处理，用夹板固定，提着保险灯，坐着拖拉机，护送他到县医院。他很快进行了手术，三个月后就能下地劳动了，没有留下后遗症。

第五节　护送重度脱水的孩子

一天晚上，我刚刚出完诊回家睡下，突然听到有人叫门，透过门缝看到是邻居二嫂，她抱着孩子找我，我急忙穿好衣服开门。她说："六妹妹，你小侄子从昨天就开始拉肚子，给他吃了点黄连素，我急着把生产队里分给我家的二分地锄完，没有顾上管他，今天晚上我从地里干活回来，叫他他不答应，也不会哭，也不会站立。"我接过这个孩子一看，他是重度脱水，哭不出声，一点眼泪都没有，口唇发绀，心率每分钟达130多次，我急忙配上人工液体给他口服，一边让家属赶快送去县医院，我提着保险灯和他家人奔波在三伏天的夜晚。到县医院后，医生展开急救，从孩子的大腿内侧皮下切开才输上液体，一连输了3天液，孩子才转危为安。这个孩子大学毕业后分配在国家重要部门工作，每次从外地回家探亲时总是来看望我。

第六节　抢救脐带绕颈的婴儿

那是个寒冷的冬天，我们村里有一个产妇要临产，大家都非常紧张，因为她已经是第5胎了，前边只沽了两个女孩，两个男孩都死于脐带绕颈。这次怀孕只有9个月，这天夜里突然羊水破了，又是脐带绕颈，胎心异常。我提上保险灯，带上产包和急救箱，临走前又给产妇输上高渗糖，那时候找不到汽车，只能用独轮车，产妇躺在独轮车的左边，我坐在右边，飞奔在漆黑的夜空中。在静悄悄的深夜，只有那保险灯的灯光陪伴着我们。我们走一程就坐下来听一下胎心，当我刚要给孕妇推注高渗糖时，一阵大风吹灭了保险灯，我们只好蹲在独轮车的下面，她丈夫脱下棉袄，围住保险灯，一连点了几次才点着，我借着微弱的灯光静脉推注高渗糖，等胎心稳定后我们继续奔跑。

我们花了两个小时到了县医院，医院下了病危通知书，并马上通知手术。妇产科的医生进行了两个小时的剖宫产手术，术后母婴平安。出院时手术费只有十多元，孩子的父亲抱着大儿子高兴地给他取名为"路军"。第二天，孩子的奶奶凑了一点钱，一个缠着三寸金莲的 60 多岁的老人步行到了医院，买了些苹果感谢恩人，但是医院的李主任说："我们是国家培养的医生，抢救患者是我们的天职。这苹果我们不收，心意我们领了。"老人感动不已，跪下给李主任叩头。20 年后，这孩子成了一名建筑的大老板，1995 年我母亲去世，上千人的送葬队伍中，突然多一个披麻戴孝的青年人。

第七节 抢救自杀患者

我记得在一个春天的夜晚，村里有个女人上吊自杀。当时家属只说她起来上厕所时突然昏倒，我赶到现场检查时，患者呼吸、心跳都没有了，在煤油灯下看到患者面如死灰，口吐血沫，身上充满着异味，情况非常危急。那时村里刚好停电了，我赶紧给她掐人中，按摩左内关、右合谷进行抢救。我马上熟练地取出急救用药，用急救三联针，按常规消毒、清理呼吸道等，马上配合人工呼吸及胸外按压，我骑在她的身上进行人工呼吸。经过约半小时的急救，患者最终还是没醒来。这时电灯亮了，我才发现，患者的脖子上有出血印，家属这才告诉我她是上吊了，当时的我一头昏倒在地，整整病了半年。

到现场不抢救患者从伦理上也说不过去，但为求得精神安慰，我马上实施了一些抢救的流程，虽然是徒劳的，但是安抚了现场。

第七章

流行病的预防

第一节　防疫

那时农民生活水平低下，卫生习惯差，农村合作医疗必须以预防为主，赤脚医生积极配合生产队，大力宣传讲究卫生，开展以除害灭病为中心的爱国卫生运动。我村推广了"两管五改"的做法（"两管"指管理粪便垃圾和饮用水源，"五改"指改良厕所、畜圈、水井、环境和炉灶），大大改变了农村的卫生面貌。

那时，麻疹、血吸虫、传染病和寄生虫病在农村非常猖獗，为控制传染病（如霍乱、伤寒、疟疾、小儿麻痹、肺炎等多发病），我们卫生所站在了疾病防控的最前线。当一场传染病到来时，我们一连几天都不能合眼，村上每年都有三至四名孩子因一些常见病夭折，这一切都深深地震撼着我的心灵。我开始自学中医、西医，并尝试着用学来的土方子给乡亲们防疫，如用艾叶灸防治流行性感冒、用大蒜预防脑炎、用马齿苋预防痢疾等。

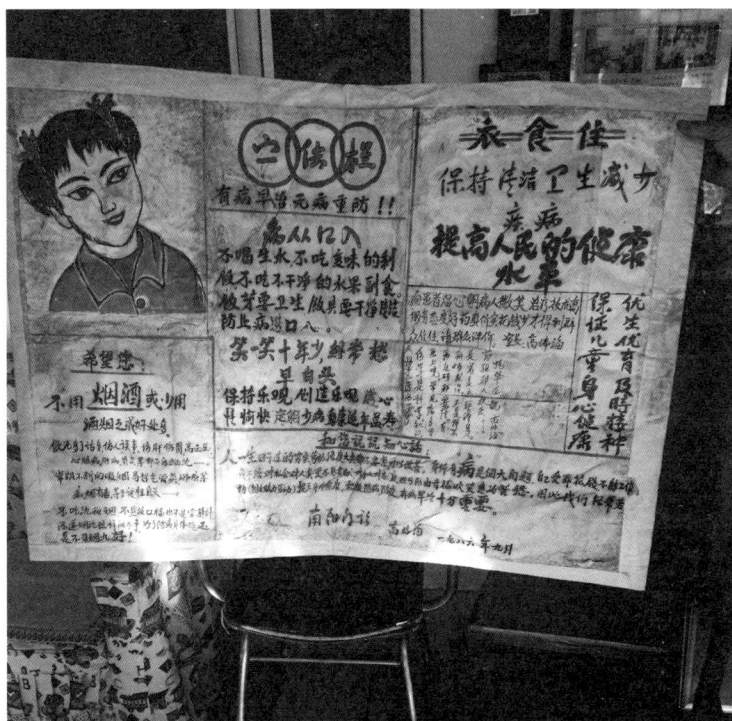

防疫宣传

第二节　伤寒流行

一个夏天，农村出现了一种怪病，一个青壮年起病缓慢，发热是其最早出现的症状，伴全身不适、乏力、食欲减退、头痛、腹部不适等。高热、稽留热为典型的热型，体温呈阶梯形上升，达到39~40℃。发热前有畏寒，少有寒战，出汗不多，腹痛，便秘或腹泻，肝脾肿大。他在邻村卫生室治疗，医生按阳明腑实证开了三剂大承气汤。服药两小时后，患者突发右下腹疼痛，随后遍及全腹，伴有呕吐、腹胀，整个腹部剧烈疼痛。检查发现他腹肌紧张僵硬，以右下腹明显，并有游离气腹现象，肝浊音界缩小，肠鸣音消失。我又是提着那盏保险灯，跟在自制的担架后面将患者送到医院。

经检查，腹部透视显示膈下有游离气体，白细胞计数低下，脉率相对缓慢，可见急性腹膜炎的表现。手术打开腹腔，发现他满腹都是粪便，蛔虫满腹乱窜，李医生进行了8个小时的手术，才将患者从死亡线上抢救回来。通过粪便化验，我们才知道此病是伤寒。几天后，又出现了几个类似的患者，一场疫情又开始了，我又是每天早上走乡串户收集大便，冒着酷暑送公社医院进行化验，那股臭味难以想象。

对于这个患者，我有个疑问，为什么他服完张仲景的大承气汤几个小时后加重？我带着这个问题请教当地名医许老师，他找来李老师一起研究这个问题。李老师认为，肠伤寒的病理变化发生在末段回肠，淋巴结因充血、水肿及增生而肿胀，随后坏死、脱落，进而出现肠壁溃疡。许老师认为，此时服大承气汤，促进了肠道出血，加速了肠穿孔。那时候合霉素、氯霉素等药品匮乏，一发现伤寒带菌者，我们就用葛根黄连汤、黄芩黄连解毒汤、白头翁汤给刚发病的患者灌肠，收到了良好的效果。

第三节　茵陈防治甲肝

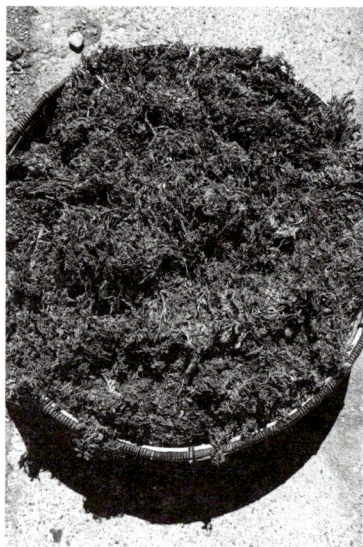

采茵陈，防甲肝

1973 年清明节时，老师对我们说："今年火运不及，厥阴风木司天，少阳相火在泉。肝病属木，主气水生木，客气火无生克反侮，中气火无生克反侮，总体病情会稍变缓和。过完清明，你们要多去采茵陈。"结果这年一场场春雨，茵陈长得很好。那段时间我们每天早上出坡采药，回来把茵陈洗净晾干。我们采了几十斤，卫生室只有两间破房子，再放两麻袋茵陈，空间会变得很小，可老师把它看成宝贝。到了秋分时，公社医院开例会，传达县防疫站的紧急通知，我县尧山公社暴发甲肝，我们紧急行动预防和控制疫情。尧山的名老中医王大夫提出用茵陈汤（茵陈三钱，大黄二钱，丹参三钱，茯苓二钱，大青叶三钱，板蓝根三钱，大枣三枚，水煎服），临床效果很好。

此时县药材公司这些药都进不到，我们只能到山上挖丹参。一天早上，我到五井公社上隐士的山里采药，到中午我采满了一药篓，此时的我又累又热，在一棵大柿子树下的大石头上乘凉。我头枕着鞋，背靠药篓，把镢头放在旁边，一会儿就进入了梦乡。突然，我听到了一声大喊："打狼啊！打狼！"我醒来一看，离我几十米处，只见一只长得像狗、尾巴像扫帚一样的狼正往山坡跑，眼前的一幕把我吓得大哭。一位大爷过来说："小姑娘一个人在山沟里睡，多危险，今天如果不是社员收工把狼打跑了，就太危险了。"这时已经日落西山了，离家还有几十里路，怎么回家是个问题。这时还是那个素不相识的大爷帮我背起药篓，送我走出大山，待我走在公路上，他才回头走回山间的羊肠小道。

这时我们公社流行甲肝，听说我们村西边有一个刚结完婚的年轻人，患甲肝一周后身亡了，大家都很害怕。一天，卫生室来了一个得了甲肝的十几岁的孩子，他母亲说："这几天孩子食欲不振，小便发黄。"我们检查后发现，孩子巩膜发黄，全身皮肤黄染，便给他注射大青叶、肝泰乐，口服中药。第二天又来了十几个这样的患者，党支部非常重视，在大队的广播里宣传预防甲肝的知识，我们在每个路口支上一口大锅，放上茵陈、大青叶、板蓝根、大黄、丹参、车前草、大枣煮，来者喝一碗，去者喝一碗，大家有病治病，无病预防。这时周围的村庄疫情严重，村民们自发起来，每个路口都挖了一个大坑，阻止外村的人进村，以防传染给我们。半个月的时间，我们的药快用完了，但让人兴奋的是，我们卫生室这一年种了一亩大青叶，长得很好，我们连根都挖出来了，全村人都喝上了药，很快控制住了的疫情。

一天，县防疫站的王站长来我村视察时，我坐在熬药的大锅旁打呼噜，当他们想叫醒我时，我大爷说："同志，别叫醒她，这些日子他们太累了，不分昼夜地为百姓治病，让孩子好好休息一会吧。"这一年，我们卫生室在预防甲肝方面是全县的榜样，卫生室的负责人出席了庆功大会，分管卫生室的领导也在大会上发言。

第四节　除四害

在当时的历史条件下，小儿麻痹、肺炎、麻疹等疾病多发，西小章村连最基本的防疫工作都没有进行，村上每年都有三四名孩子因一些常见病夭折，这一切深深地震撼着我的心灵。在当地卫生部门的协调下，我们进行了防疫保健工作——除四害，讲卫生。当时的四害即苍蝇、蚊子、老鼠、蟑螂，我们主要灭蝇、灭蚊、灭鼠。

灭蚊：我们到农民家中发放灭蚊棒，点燃后关闭门窗，熏死蚊子。往水塘里撒药，有时到山上采艾草把蚊子的幼虫（孑孓）灭死。

灭蝇：到厕所里翻土，然后暴晒。为防止苍蝇繁殖，我们有时背着喷雾气在满村的水沟里打敌敌畏，不让它的幼虫

（蛆）生长。

灭鼠：放老鼠药（即灭鼠灵）和发老鼠笼，把药撒在老鼠洞口。用老鼠笼的，一旦老鼠踩上踏板，老鼠笼门一关，老鼠就被关在里面了。

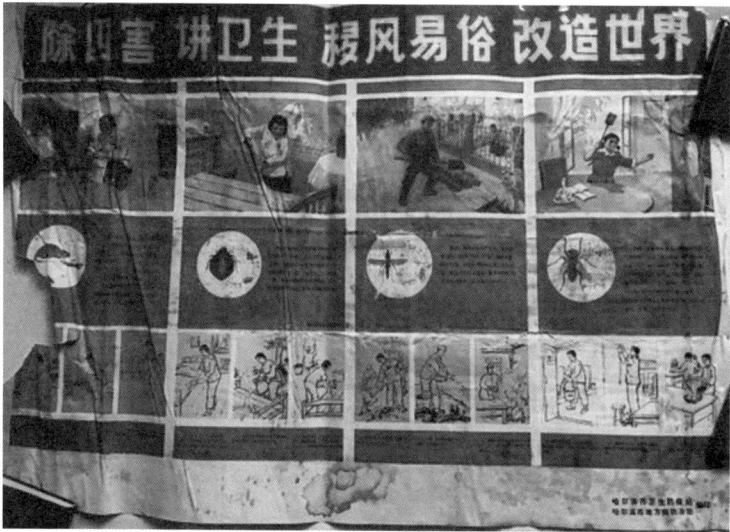

除四害宣传图

那时候，农村卫生条件极差，大部分儿童都患有肠道寄生虫病（主要是蛔虫），但每个大队一年左右才配发一瓶宝塔糖（驱虫药）。每年，宝塔糖买回来了，只好通知各生产队的社员，在规定时间到医疗站购买，到时候没有来的就算放弃，那时各家各户有几个孩子、多大年龄，医疗站都有服药登记表。一瓶宝塔糖300粒，根据本大队孩子人数平摊下来，小的（3岁以下）3粒，大的（3~5岁）5粒，药量肯定不够，我们也顾不上会不会因为药量不足而出现危险，因为没有办法，只能这样分配，社员才基本没有意见。

那时，寄生虫病在农村异常猖獗，为控制传染病（如霍乱、伤寒、疟疾、麻疹、血吸虫病等），我们站在疾病防治的最前线。当一场传染病到来时，我一天不知道要收集多少粪便，上公社卫生院进行大便化验。现在想想，那段日子真是非常辛苦！

第五节　防治疟疾

有一年疟疾病流行的时候，省卫生防疫站、寄生虫病防治研究所潍坊区卫生防疫站、各地（市）和县里都设立相应的防治机构，形成较为完整的疟疾防治网络，培训了大批的疟防专业技术人员，他们在疟疾防治和监测中发挥了积极的作用，使抗疟措施真正落到实处。他们摸清了山东疟原虫流行的种类、主要传疟媒介及其生态习性，掌握了疟疾流行的特点，为全面控制疟疾提供了科学依据。根据山东山区、丘陵区疟疾流行严重，平原区疟疾流行较轻，以及疟疾发病率高和暴发流行的特点，县防疫站采取"三根治，一预防，两喷洒"的防治措施。根据疟疾的发病情况，及时调整防治策略，分片、分组、分人，采用血检治疗疟疾患者，重点处理病灶点和净化疟区的监测手段，并加强流动人口的疟疾管理，早发现、早治疗疟疾患者，防止传染源扩散。

我们在省防疫站组织消灭防疟疾、血丝虫工作组，防疫站要求全民服药，我被分配在临沂地区防疫站负责打防疫针。防疟疾、血丝虫都是在夜里进行，白天社员下田劳动，我们就到生产队的地头上发药，晚上社员在家，有的社员对防疫工作认识不够，不配合，我们由生产队的卫生员带着，挨家挨户去打针。那时农村夜间街道漆黑，我们几个人只能拿一个手电筒，有时还要爬山，一不小心就会摔跤。有时狗经常吓唬我们，一听到狗叫，我们女孩就躲在男同志的后边，我们有的拿着花名册，有的提水壶，有的拿着药，到生产队发放疟疾药硫酸奎宁，第一日一次 0.48g，第二日一次 0.36g，每日 3 次，连服 7日。我们早晨站在社员门口，中午坐在人家的饭桌前，晚上社员睡觉，我们走乡串户。那时灭防疟疾的宣传要做到家喻户晓，人人皆知。我在黑板上做宣传，走到哪写到哪。"疟疾泛滥，蚊子在传，免费服药，连服几天，疟疾不犯。""手提水壶，水药到手，看服进口，不咽不走。"我们一线的负责发药，二线的负责抽样调查，检查有没有作弊，确保卫生防疫工作不遗漏一户一人。大家靠着这股热情走村串户，战斗在农村医疗、卫生、防疫、保健一线，流脑、脊髓灰质炎、乙脑、麻疹等传染病都得到了很好的控制。

第六节　中药治疟疾

有一次，县防疫站王站长给我们讲了疟疾临床症状及中医治疗方法。

潜伏期：一般间日疟、卵形疟的潜伏期是14天，初次感染者常有乏力、倦怠、打呵欠、头痛、四肢酸痛、食欲不振、腹部不适或腹泻、不规则低热等症状，一般持续2~3天，长者1周。随后转为典型发作，分为三期。初起宜小柴胡汤加减，一日一服。处方：柴胡四钱，法半夏四钱，黄芩三钱，常山三钱，党参三钱，大枣三枚，甘草二钱，生姜三片。先热后寒者名瘅疟，治同，宜加桂枝二钱。针刺大椎、风池、太冲、合谷。

发冷期或寒战期：患者骤感畏寒，先为四肢末端发凉，速觉背部、全身发冷。寒疟：寒多热少，无汗，宜麻黄汤加羌活一钱，防风二钱，常山三钱，生姜三片，桂枝三钱，柴胡二钱。针刺以尺泽主之，灸大椎，针刺大椎、内关、外关、公孙、委中、后溪、陶道、间使等刺激点，交替式地或针或灸。

发热期：冷感消失以后，患者面色转红，发绀消失，体温迅速上升，通常发冷越显著，体温越高，可达40℃以上。高热患者痛苦难忍，呻吟不止，有的谵妄、撮空，甚至抽搐或不省人事。针灸治疗选大椎、内关、外关、公孙、委中、后溪、陶道、间使等刺激点，交替式地或针或灸。其他方法如青蒿鳖甲汤加白虎汤：青蒿二钱，鳖甲五钱，生地黄四钱，知母二钱，丹皮三钱，石膏五钱。针刺太冲、合谷、尺泽、手三里、疟门、承山也有明显的效果。此外，也可以采用中西医结合方式控制流行病。

第七节　中医学习班

1973年冬天，我们刚忙完计划生育工作，县卫生局举办第9期中医学习班，时间为3个月，卫生室得到了一个名额，我有幸参加，我带着行李到我们公社南阳山蚕厂报道。来自全县的120名学员一同学习，晚上住的是地铺，都冻得睡不着，只能穿着棉衣睡。但我们很幸运有一个大教室，有一块大黑板，老师边念边写，还有油印的教材。每个学员坐在小马扎上，一双膝盖就是我们的课桌。由于人多，教室里的气味臭得熏人。我们的授课老师是从山东中医学院（现山东中医药大学）毕业的马老师，他主讲中西医结合临床内科。讲人体解剖学时没有标本，马老师就跑到卖肉的那里买了几十个猪心，帮助我们学习理解心房、心室、二尖瓣、三尖瓣、冠状动脉、主动脉、肺动脉等解剖结构。他又买了几只野兔，帮助我们学习大脑的结构。他一下课就被学生围住问这问那。马老师讲课通俗易懂，使我们学到很多临床上难以解决的疑难病治疗方法。

尧山公社医院的省名老中医王老师主讲伤寒，他已经60

多岁了，中医里面有很多古文，我们不理解，老师就让我们查字典或给我们讲解。下课后王老师房间里的灯总是亮到 12 点以后，他一一给学生讲古文，等到学员明白后他才休息。特别是我，很多《黄帝内经》《伤寒论》里的古文、古字弄不懂的问题，都在学习班上得到了解答。对于我笔记上记得密密麻麻的难题，王老师也百问不烦。每天白天八节课，晚上自习，学习任务重，但我都能在老师的讲解下弄明白了。每天晚上教室里可能我是最后一个关灯的。

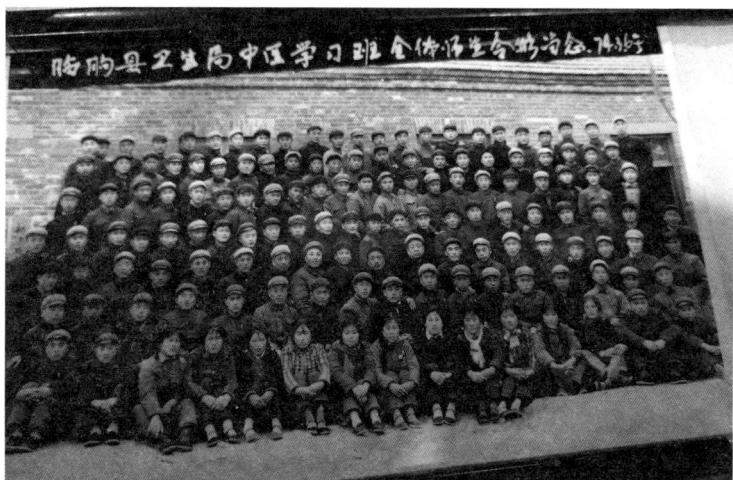

赤脚医生中医学习班

一次县卫生局通知，学习《人民日报》刊登的《500 多次治疗》，报道我县辛寨公社黑洼大队赤脚医生窦长敏、夏曾美，连续 500 多次治疗一个患有几十年类风湿关节炎且瘫痪多年的患者王明生，最终使他重新站起来的事迹。我和同学们一样，在小喇叭里听了一遍又一遍，听着听着我就感动得流下了眼泪。

我写下这样的诗句：

> 静听广播，
>
> 感动千万。
>
> 我为医者，
>
> 惭愧无言。
>
> 500 次治疗，
>
> 多么艰难。
>
> 祛除病魔，
>
> 瘫痪能站。
>
> 生活自理，
>
> 榜样在前。
>
> 痛下决心，
>
> 刻苦钻研。
>
> 药除百病，
>
> 银针除疴。

同学们向窦长敏学习，写下了赞美致敬的决心书，120 份决心书贴满了教室的墙上。参加学习班每天有 4 毛钱的补助，我坚持买 2 毛钱的饭菜，每天只吃 5 分钱的素菜一份，其他都是吃咸菜。冬天天冷，别的赤脚医生都攒些钱买毛毯盖，买时髦衣服，而我宁可手脚生冻疮，也把攒下的钱都买了医书。我在夜里拿手电筒，用被子把头蒙起来看医书，琢磨老师的授课，哪里不懂，第二天就问老师，就这样，学习圆满结束。

第八章

计划生育宣传工作

第一节　踏进计划生育宣传队

我在 1974 年春天就投入了计划生育宣传工作的大潮。当时母亲坚决反对我参加计划生育宣传工作，因为当时这项工作不太被群众接受。母亲告诉我说，如果干这个工作，以后找婆婆都不好找。我只好说服母亲，说我的主要工作就是搞计划生育，村党支部的领导也登门做母亲的工作。那时农村每家有两三个孩子就算少的了，要是一连生五六个都没有男孩，就接着生，生不出男孩不罢休。

为了尽快遏制高出生率的势头，除了日常的宣传和手术外，县和公社两级都要组织计划生育宣传队，每年春冬都要搞几次运动，我经常被调到公社卫生院参加计划生育大会战。我们会放环的都是骨干，政府干部、公社党委、公社妇联、公社卫生院组成计划生育领导小组，下乡去各家各户做工作。一天一个小组放十几个环，我们坐着大马车，车上拉着器械，大家说说笑笑，气氛非常活跃。工作既紧张又有条理，我们还会苦

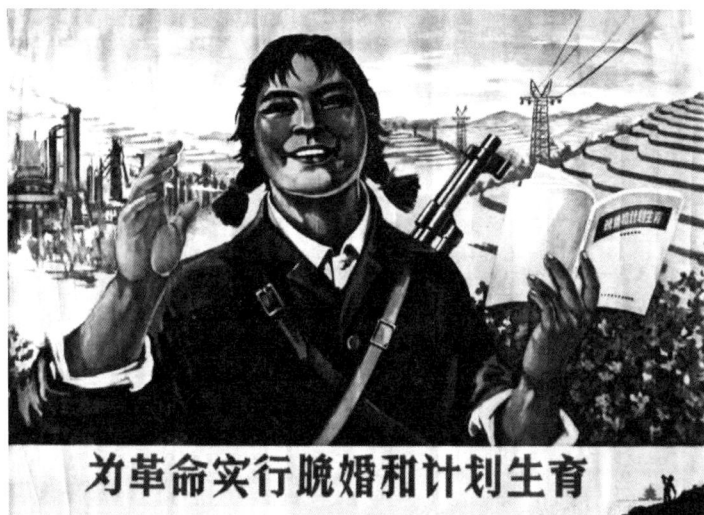

计划生育宣传图

中作乐地幽默一下，大家的笑话一个接一个。我们下乡走到哪住到哪，吃饭由生产队社员轮流管，伙食是当时农村能做到的最好的，但也有做得不好的。每天给社员1斤粮票和4角钱，后来社员一听是计划生育工作队的人来了，都不理我们。有时候，社员都把大门关上，不让我们吃饭。我们走乡串户，到田间地头做思想工作，有时住在农民家里。

有一次是冬天，我们住在农民家里，非常的冷。农民们吃饭都成问题，更没有取暖设备，烧柴做饭都不够，晚上屋子里放一盆洗脸水，第二天早上就会结成冰，我们一夜能被冻醒好几次。我们宣传的口号是"一个孩子正好，两个不少，禁止三胎的发生"。当时那些只有女儿的妇女都哭得特别伤心，我们的工作非常难做。

第二节　逃跑的孕妇

1975春天，计划生育运动又开始了。由于几年来，我一遍遍地背《赤脚医生手册》中怎样做妇科检查的理论，一次次地练习赵老师教给的检查方法，加上平时来找我看病的人很多，赵老师说："小魏做子宫复位的手法很好，检查妇科病也很有经验，可以把她调到手术前把关的岗位。"于是，我和赵老师都在妇产科做妇科检查，子宫后位的患者要给她们做手法复位，将其复位到前位子宫，结扎时打开腹腔要很快找到输卵管。此外，还要检查有没有输卵管炎、盆腔炎及其他疾病。这个任务又重要又累，一旦复位不成功，就会加大手术难度，延长时间，甚至导致手术失败。一连干几天，我的手腕都肿了，并且运动功能受限，吃饭的碗都端不住，只能用左手吃饭。外科医生诊断为软组织损伤，贴上膏药，用绷带把手吊起来，我没有上过战场，但是不少人见我就开玩笑说，你刚从朝鲜战场下来吗？领导要求我学习老三篇，学习白求恩一个外国人毫不利己、专门利人的共产主义精神。我下定决心，不怕牺牲，排除万难去争取胜利。我决心轻伤不下火线，虽然我的右手受伤了，但我能用左手工作，我带领手术者学习《毛主席语录》。

时代不同了，男女都一样，妇女能顶半边天，我还跟社员学习有关计划生育的宣传工作，负责看着结扎和人流对象。有一次，他们从村里送来一个孕妇，这个孕妇有两个女儿，现在已经怀孕3个月了，要在卫生院做人工流产。我晚上值班，查房时我看她已经睡熟了，但没有想到，产妇在晚上12点跑了。第二天，计划生育组的组长参加交班时，对我进行了严厉的批评，说我阶级斗争观念不强，责任心松懈，晚上值班还睡觉，让我好好学习党的计划生育政策。最让人头痛的是，有人说我收了人家的礼物，有意放产妇逃跑。组长叫我写检查，我一连写了3次，最后还是赵老师讲了情，我才过关。他们没有开除我，而是叫我回大队卫生所。从那以后，计划生育工作再也没有调我去参加。

逃跑的那个产妇后来生了个男孩，20年后这个男孩大学毕业后去美国攻读博士。他听他妈妈说，为了生他，我受到了牵连，他从美国回来还专程到西小章看望我的哥哥，向我带好。

第九章

采药、种药

第一节　缺医少药的时代

在杨善公社医院，在西小章大队领导的支持下，让每个生产队出一人，在苹果园划了几亩地，负责种植药材。有一个四川人带来了一些天麻、栀子、杜仲的树苗。当时老师说："我们这里种不了天麻和栀子，天麻出在云南丽江，栀子在四川，栀子和杜仲都不是我们这里种的，最好不要种。"但是那个四川人能说会道，我们几个年轻人坚持要种，大队的领导也就同意我们种了。

我们这一次花了200多元钱，在当时也是一笔很大的开支。我们把天麻用土埋起来，放在木箱子里并浇上水，因为怕不出苗，他们便让我分管浇水。每天早上一上班，我就先到地里挑水浇地，一天早上挑六担水，每挑一担水，来回就要走一里路，这一个月我的肩膀都磨肿了，有时磨出了血疱。一个月后我们担心的事情发生了，我们种的荆芥、板蓝根、生地黄都长出了新芽；党参、黄芪要先育苗，苗也出得齐；菊花、黄芩的苗子也出得很好。唯独天麻一棵没出，栀子苗都死了，一片地的药只有杜仲活了一棵。这次我们和大队分管合作医疗的领导都受到了批评。我很内疚，觉得浪费了大队 200 元钱。

第一年的收成不错，荆芥、板蓝根、生地黄、菊花、黄芪填补了卫生所损失的 200 元药钱，我们还结余了几百元钱。第二年又加种了牛膝、薏苡仁、丹参、黄芩，两年采收加起来，党参收了 50kg，黄芪收了 150kg。但是种植薏苡仁就碰到了麻烦，入夏以后，那些薏苡仁长势良好，看起来可以丰收了，谁知道第一批薏苡仁出穗时，我发现差不多 80% 的薏苡仁都是黑穗，只好马上给县农业局写信求助，农业局倒是回信了，内容还是"农药拌种，温汤浸种"，对现实毫无帮助。我问农技站，他们说要在播种前温汤浸种（用 80℃温水浸泡 10 分钟）。我急得不行，又毫无办法，只好由它去了。当地适合种植的中药也就那么一百种左右，还有大多数中药，还是要去医药公司购买。所以说，自种自用是不可能满足医疗站消耗的，收获的中药，医疗站留用一部分，其余的卖给供销社收购站。

因为很多必需的药物往往只能够买到很少一点，有的甚至长期买不到，如果按正常剂量使用，几天可能就用完了，为了大家平常都有药，没有替代品的就只好减少给药量，比如常用的中药黄连、枳实、当归，去买一次药，医药公司最多配给 250~500g，这些药当地没有类似的草药，社员采不到。这种情况下，只能用黄芩代替黄连，或者处方上是三钱黄连的，就给称一钱半（当然极个别病情特别需要的例外），尽量让药能够多支撑久一些。即使这样做，还是常常缺货。我印象最深刻的是有一次，一个社员重感冒，要用银翘解毒散，抓药时，连翘用完很久了，最后我看实在没有了，端起盛药的纸盒给他看，里面还有几粒连翘的种子，他接过来，连同药匣子里面的尘土一起倒进他的药包里。药量这样不足，能有效果吗？

第二节　采药中毒

我走进沂蒙大山，用采回的草药为很多患者治病。采药的那些年头，曾有过鲜为人知的采药人的生活。我入深山，尝百草，经常攀缘在悬崖峭壁上采集药材。夜间露宿山间，用石头灶台生火做饭。清明节前后、白露、霜降正是采集草药的高峰时节，也是采药人最忙碌的时段。

采药是一门非常难学的技艺，药也分一看、二摸、三闻、四尝，需要多年经验的积累。没有草药实物就需要看医书，像《本草纲目》《神农本草经》。老师首先教的是辨别有毒的草药，如附子、生南星、曼陀罗花、斑蝥等，认错了就要挨骂。现在我已经可以辨别 100 多种草药了，也学会如何在悬崖峭壁上打绳结，采集一些罕见的中药，如细辛、延胡索、六月雪。

金银花是十分短缺的品种。夏天，我出诊的时候看见路边树林里的金银花开花了，就会去摘下来，不过很少，一般一次也就是摘一捧左右，拿回去晒干了，只有几钱重，根本不抵事。后来老师告诉我可以拿着镰刀割金银花藤，所以每次到山坡上，我都割一大捆，回来后先摘花，把藤铡成小节晒干，储存起来，用于治疗湿热型关节炎。

每年秋天出诊和开会的路上，我在路边往往能发现许多野生的半夏。第二天，我就拿着铁锹挖，一上午能挖好几斤鲜半夏，回来在老师的指导下，剥去上面的棕色皮，用鲜姜泡两天，再晒干炮制后用，一般能用半年。像车前草、败酱草、蒲公英、紫花地丁、全虫、蝉蜕等，都是我自己采，出门时我总是背着王队长给我的军用书包，包里装的都是采的中药，只要见药就往包里放，回到卫生室再分类，有人说我背的是杂货包。

有一次外出采半夏，我有个习惯是经常用口尝药。当时我看到半夏和山药相似，就顺便吃了一个，当时没有异常的感觉，一连吃了几个，不一会儿就感到咽部灼痛、口舌麻木、胸闷、上腹部不适、恶心呕吐。很快我感到喉咙肿胀，其汁液接触皮肤后也引起局部肿胀疼痛，刚好那一天是杨善集，我的同学在赶集回来的路上买了生姜，赶紧给我吃了一块，我又跑到生产队里向社员要水喝，一小时后症状才减轻。

曼陀罗花有毒，只能由医务工作者去采集。一天我去采，当时不知道其毒性严重程度，也没有戴手套，又是我一个人，采了半篮子后，我开始感到头晕、眼花，便倒在山坡上睡着了。睡梦中听到有人喊我的名字，醒来才发现天已经黑了。老师发现我没有回家，还叫大队磨面的师傅去找我，我回来后几天都昏昏沉沉的。

第三节　桑树全身都是宝

桑叶的功能

到了深秋的时候，一大早我到井上挑了两担水，有点累，想休息一下，魏老师却叫我和他一起去地里走一下，我很不情愿地走了出去。当走到一棵桑树下时，他说："今天是一个特殊的日子，是第十八个节气霜降，我们要在太阳还未出来的时候采桑叶。"

他还说，我国古代将霜降分为三候："一候豺乃祭兽；二候草木黄落；三候蛰虫咸俯。"意思是说，霜降节气时豺狼将捕获的猎物先陈列后再食用；大地上的树叶枯黄掉落；蛰虫也全在洞中不动不食，垂下头来进入冬眠状态。养生学也提出"四季五补"，即春要升补，夏要清补，长夏要淡补，秋要平补，冬要温补。

老师说入药的桑叶需要在霜降后采摘，所以又称霜后桑。桑叶甘、苦、寒，入肺、肝经，疏风清热，凉血止血，清肝明目，润肺止咳。桑叶常用于治疗风热感冒、肺热咳嗽、肝阳头痛眩晕、目赤昏花、血热出血及盗汗等。《神农本草经》云："气味苦甘寒，主寒热出汗。"后人也将桑叶作为治疗汗证的常用药，《本草备要》谓其"末服止盗汗，严州有僧，每就枕，汗出遍身，比旦，衣被皆透，二十年不能疗。监寺教采带露桑叶，焙干为末，空心米饮下二钱，数日而愈"。

霜降节气前后是以慢性支气管炎为主的呼吸道疾病发作或加重的时期，因此人们应重视呼吸道疾病的预防，临床上常用桑菊饮，方中的君药就是霜桑叶。桑叶常与菊花、连翘、芦根、桔梗等同用，治疗目赤肿痛；配菊花、车前子、决明子同用，则治风热上扰、头痛头昏、目赤肿痛或羞明流泪；还可用于温燥伤肺，咽喉干燥，胸满胁痛，心烦口渴，头痛身热，干咳无痰，气逆而喘；配伍木蝴蝶、射干、蝉蜕、赤芍、甘草等可治咽。另外还有一则案例是书上没有记载的，有一个糖尿病患者突然患斑秃，反复发作，四处求医，其效不佳，他失去了信心，精神状态很不好。有一天，一个郎中给了他一个验方：霜桑叶三钱，红皮鸡蛋一个，大枣三枚。先将桑叶和大枣煮20分钟，捞出桑叶后打入荷包蛋，每天吃一次。吃了两个月，他的头发慢慢地长出来了，并且又黑又亮，糖尿病也好多了。之后他把桑叶碾成末，每天服两次，每次三钱。几年后他的身体非常健康。

《素问·脏气法时论》曰："肺主秋……肺欲收，急食酸以收之，用酸补之，辛泻之。"可见，酸味收敛肺气，辛味发散泻肺，秋季宜收不宜散。霜降时还适合吃柿子、莲藕、雪梨、银耳、百合、萝卜。我们家的老人最常喝雪梨银耳汤，准备一个梨、三钱银耳、三片鲜姜，用文火煮，在早上5点之前，家里每个人都喝一大碗。老人家还经常说："霜降喝碗银耳汤，不用开药方。"

魏老师拿着一个大麻袋，我看见凉风一吹，桑叶就顺着风的方向落下，地上一片黄桑叶，我一边捡桑叶，一边很不高兴地想：深秋的早上有点冻手啊！可老师一点都不怕冻，蹲在树下捡得很起劲。

桑椹的故事

魏老师说，相传公元前205年，刘邦在徐州被项羽打得丢盔卸甲，急匆匆躲进了一个阴暗的山洞。刘邦虽然躲过了这一劫，但在避难中头晕的老毛病却突然复发了，他感到头痛欲裂，天旋地转，随即腰酸腿软，连大便也难以排出，痛苦不堪。

好在当时附近的黄桑峪桑林密布，所结的桑椹盖压枝头，为渡难关，刘邦只得渴饮清泉，饥食桑果。几天后，他头痛、头晕的症状竟不知不觉地好转了，大便也痛痛快快地解了出来。这才有了后来刘邦成为汉朝开国皇帝的那一天，高祖也念念不忘"黄桑峪"的救命之恩。

故事中的刘邦因为思虑劳心，逃跑路上又风餐露宿，必是血虚又受了风寒，另外，筋疲力尽，气阴两虚也容易导致便秘。因此，他吃了桑椹很快就神清气爽了。刘邦逃出虎口，当了皇上后，为了感恩桑树，他命人把桑树封为树王，但手下的人误把梧桐树封为树王。此后梧桐树茁壮成长，枝繁叶茂，而桑树气破了肚子，生长缓慢，且树干大部分都有洞。

古书记载，桑椹既可入食，又可入药。中医学认为，桑椹味甘、酸，性微寒，入心、肝、肾经，具有补血滋阴、生津止渴、润肠燥湿等功效，能促进消化，帮助排便，养护眼睛，主治阴血不足而致的头晕目眩、耳鸣心悸、烦躁失眠、腰膝酸软、须发早白、消渴口干、大便干结等症。桑椹营养丰富，为滋补强壮、养心益智的佳果，被称为"民间圣果"。早在两千多年前，桑椹就已经成为皇帝御用的补品。如果眼睛经常干涩或者迎风流泪，可用桑椹配菊花代茶饮。将桑椹置于黄酒中密封，浸泡1周后按量服用，可养阴利水，适用于阴虚水肿、小便不利、关节作痛、口渴、发白之人。

桑椹还可治胃弱症。胃弱症由胃液缺乏引起，患者常常饮食无味，食后积聚胃中，滞留不化，故每次进食即觉饱胀闷塞、嗳气嘈杂、恶心呕吐，甚至口苦口臭、舌苔厚腻。

桑枝的功效

据传，当时有一位郎中走到魏国，遇到一位大地主的夫人前来就诊，因为她家有钱有势，当地医生给她开的药都是人参、鹿茸等补品，但屡治不效。她躺在床上，生不如死，四肢关节变形、红肿，昼夜疼痛难忍，生活不能自理。郎中诊断后说："你这是湿热阻络，必须由我们给你取药。"于是，郎中叫他的徒弟到山上采桑枝，煎了一大碗药让患者服。治疗一个月后，患者病情好转，服了半年后就能下床走路了。大地主看到夫人病好了，要感谢郎中。郎中说你这么有钱，应该多拿出银子来。地主便拿出金银来，郎中叫徒弟把金银都分给那些没有钱治病的穷人。

桑枝善于祛风湿，通经络，达四肢，利关节，并有镇痛作用，无论是风寒证还是风热证均可用。用于风湿上臂、手指麻木，常与威灵仙、防己、当归等相配，如桑枝汤。若风湿热痹，常与络石藤、忍冬藤、地龙等相配，如桑络汤。若脚气下肢浮肿，用桑枝 10g，苏木 10g，木瓜 10g，桂枝 12g，煎汤洗脚。桑枝善于走上而对上肢痹证尤佳，但桑枝无寒无热，其性平和，可用于治疗各种痹证。

桑白皮的故事

不知不觉中，我们已经捡了一麻袋桑叶，我感到很累，魏老师看我不想干了，就说休息一会。休息的时候，老师又讲了一个故事。

在一个小山村，有一家姓白的母子相依为命。但是有一年，母亲突然发热，头痛，咳嗽，吐黄痰，吃了很多的药，但效果不佳。儿子给地主干活，他向地主借钱给母亲治病，地主却叫人把他打了一顿。儿子哭着往家走，走着走着累了，就躺在一棵桑树下睡着了。睡梦中，一个白发苍苍的老头对他说："桑树根的皮能治你母亲的病。"他醒来后，就挖了很多桑树根的皮回家，给母亲熬汤喝。几天后，母亲的病好了。从此以后，遇到咳嗽、吐黄痰的患者，儿子都用桑树根的皮煎汤给他们喝，治愈了很多患者。人们为了纪念他，便将桑树根的皮取名为桑白皮。

桑螵蛸治疗小儿遗尿效果好

有这样一个故事，有一个地主生了 7 个女儿，快到 60 岁了才生了个男孩，谁知道这男孩天天尿床，地主四处求医无效，整天愁眉苦脸，最后他贴出告示说：谁能治好吾儿的病，就将女儿嫁给他。告示发出后一连几天都没人来，后来终于来了一个长胡子郎中，把地主带到一棵桑树底下，指着一根干树枝上的螳螂卵鞘说："螳螂药名为桑螵蛸，桑螵蛸是螳螂科昆虫大刀螂、小刀螂或巨斧螳螂的干燥卵鞘。桑螵蛸味甘、咸，性平，归肝、肾经，具有固精缩尿、补肾助阳的作用，适用于遗精、滑精、遗尿、尿频。你的孩子十岁了还尿床，是肾虚导致的。"于是他用桑螵蛸三钱，韭菜子六钱，菟丝子一钱，三药同煎，每天 1 剂，连服 7 剂。孩子的病情大有好转，又服了 7 剂后病愈。地主便将一个女儿嫁给了长胡子郎中。

到了太阳升高时，我们已经捡了几麻袋桑叶，我用独轮车装了满满一车子，我推着车，老师拉着车，我们一起走在回家的路上，我一边走一边唱我随笔写下的顺口溜：

> 风打桑叶霜，
>
> 菊花遍地黄。
>
> 今又霜降日，
>
> 少女采药忙。

我唱着小调，推着独轮车，带着满满的几麻袋桑叶回到了卫生所。

第十章

八岐山的老药农

第一节　走进八岐山

东方欲晓，魏老师就带着我，背着药篓，推着独轮车，漫步在羊肠小道上，奔向八岐山采野菊花。他说："明年是1972年，从五运六气上推算，木已太过，明年春天患眼病的人可能会比较多。我去五井集，看到那里野菊花很多，咱们今天就去赏八岐山的野菊花。"于是我们一边走，魏老师一边给我讲菊花的故事。

据载，有一天，苏东坡到当朝丞相王安石的府上拜访，被仆人安排在书房等候接见。他在书房随意观看，发现了一首题为《咏菊》的诗稿，上面只有"西风昨夜过园林，吹落黄花遍地金"两句诗，没有完稿。他认得这是王安石的笔迹，却想不通王安石怎么会吟出这有悖情理的诗句来。因为据他看来，黄花即菊花。此花开于深秋，其性属火，敢与秋霜鏖战，并不落瓣。"吹落黄花满地金"，岂不是错误了？苏东坡不由兴之所发，便举笔舔墨，依韵续了两句诗："秋花不比春花落，说与诗人

120

仔细吟。"写了以后，他又觉不妥，担心王安石责怪，便不待晤面，一走了之。后来，苏东坡赴黄州上任后的那年重阳节，连日大风，他与来访的好友陈季常一道去后花园赏菊花，没想到只见菊花棚下满地遍洒黄灿灿的菊花瓣，枝上全无一朵。于是，他想起去岁在王荆公府中，看见王安石的《咏菊》"西风昨夜过园林，吹落黄花满地金"，以为是错的，却不知黄州菊花果然落瓣！苏东坡在事实面前知错，从此变得谦虚多了。

老师说，风火相煽所致的目赤肿痛可用野菊花三钱，金银花三钱，密蒙花二钱，夏枯草三钱，外用熏眼。治咽喉肿痛用野菊花、霜桑叶各三钱，蒲公英、紫花地丁各五钱，生姜三片，大枣三枚，煎汤内服。

据嘉靖年间《临朐县志》记载："八岐山以山顶有八尖，故名。"也有人将其称作八旗山、八士山的，因为这八个山头，一字排开，就像八面战旗，也像八个哨兵，为当地村民站岗放哨。八岐山下漫山遍野的柿子树上结满了熟透了的柿子，像一盏盏红红的小灯笼挂在枝头，在秋风中摇曳。

一棵一棵的果树都结了果子，有苹果、山楂、梨，又大又甜。我们走到一条小溪旁，溪水打在石头上，奏出了一首泉水叮咚的乐曲。深秋碧水中，鱼虾等游来游去，溪边发黄的银杏叶和红叶倒映在水中。

山脚边、田埂上开满了野菊花，蓝蓝的桔梗花、紫色的丹参花、小小的黄芩花将世界点缀得五颜六色，还有那黄色的旋覆花与野菊花争艳，真是一道亮丽的风景线。我沿着山坡向上望去，在那悬崖上、石缝中，还有那树根旁都是野菊花的身影，星星点点的花朵在寒风中、在细雨里，摇曳四望，秋霜一染，碧崖飞丹，又是一绝！

我耳边响起了陶渊明那句脍炙人口的千古名句："采菊东篱下，悠然见南山。"空气中到处弥漫着野菊花浓郁的清香，真可谓"十里飘香"。

我们沿山崖攀援而上，惊起洞中几十只野鸽，它们在顶空盘旋飞舞，鸣叫着。一低头，脚下断壁如削，百丈深渊，令人不寒而栗！然而静下心来，再看对面，俨然是一座世外桃源！野果飘香，鸡犬相闻，其间往来种作，自得其乐！我采药的场地多为无人进去的深山林，地面湿滑，野兽出没，随时有山体塌陷、刮风下雨等不可抗力的事件发生，这对采药少女的生命随时构成威胁。

男女老少，鼓足干劲，整修大寨田，南边社员们喜获丰收果实，东边传来"大海航行靠舵手"的歌声，西边传来"公社是棵常青藤，社员都是藤上的瓜"的歌声。找来了一把野菊花，站在八岐山光明峰上，将其散在空中，真如天女散花一般。

到了中午，我们用煎饼卷着秋天的蒲公英来吃，用自己的双手做勺子，盛溪边的泉水喝。我们下午采了几筐野菊花，迎着晚霞回家。我把野菊花均匀地摊在干燥通风的大队大屋里，每天都要翻几遍，让野菊花自然晾干。野菊花一般10~20天才可以晾干，这种保存方法既简便，又能保证野菊花的颜色，还保留了野菊花原本的气味。两百平方米的大屋被我弄得满满的，东边晾着霜桑叶，西边放着野菊花，中间放着紫苏叶。

第二节　老师的寄托

采完野菊花后，过了几天，老师对我说："我们两个老师都60多岁了，不能再上山采药了。你长大了，我和大队里说一下，从技术队找两个人，以后和你一起上山采药，你要教给他们采什么药。"老师还说，除了野菊花，山上还有很多丹参、五加皮等。于是，又给我讲了关于丹参的故事。

相传很久以前，村里有户人家，父亲患中风偏瘫，因无钱治疗，不久就死去了，只剩下名叫丹参的儿子和母亲相依为命。半年后，母亲也患了中风偏瘫，儿子非常伤心。一天夜里，儿子梦中出现了一个白胡子老头，拄着拐杖，手拿一棵开着紫花的药草，根是红色的。老头说泰山上有治疗他妈妈病的药，儿子决心去给妈妈采药。第二天，他翻山越岭，四处寻找那开着紫花、根是红色的药草。他找到后迅速将其连根挖出来，一会儿就弄了一大捆草药返回村中。丹参的妈妈吃了药后，病很快就痊愈了。于是，丹参把剩下的药草分给同村的人们，防备以后万一再得这种病。这个药治好了很多中风的患者，大家都说这种药草凝结了丹参的一片丹心，就给它取名为"丹心"。后来在流传过程中，取其谐音就变成了"丹参"。

第二天，大队就派了两个人给我，一男一女，我们组成3人小组，由我当组长。我们背着竹篓，拿着镰刀、镢头、绳索，带上煎饼，穿梭于深山老林中或是悬崖峭壁上，过着采药少女的生活。那场景正如庾阐的《采药诗》中所写："采药人深山，苍茫云海间，盘空穿鸟道，异卉满囊拈。"还让我想起了贾岛的《寻隐者不遇》："松下问童子，言师采药去。只在此山中，云深不知处。"

我看到三面都是连绵起伏的山头，清新的空气扑面而来，令人心旷神怡，感觉走进了世外桃源。除了八个山峰外，西山和北山也有十多个山峰，各种奇形怪状的山峰连绵不断，引起人们无限的遐想。我想起了老师讲述的鲜为人知的采药故事，他说采药必须具有以下能力：

悬崖峭壁采崖姜，

深山峡谷寻卷柏。

如履平地找菊花，

猿猴身手挖石斛。

纵身飞跃摘瓜蒌，

蜘蛛攀爬扑斑蝥。

此外，面对毒蛇猛兽来袭，也要会采取相应的回避措施。

我们走进最西面的一座山，它由三个小山头组成，形状像一个笔架，故被称为笔架山，也叫支锅山。它向斜侧伸出三条小腿形状的山峰。

我写下这样的诗句：

脚踏白云背药囊，

不分春秋采药忙。

为救苍生沉疴疾，

蹬峰越岭亦寻常。

我发现了一棵大葛根，便叫力气大的男生挖，我们两个女生就在这里挖丹参。我们发现了很多的黄芩，又看到梅观峰就是一道天然的石缝！剑在古峰中，梅观峰酷似一把沧桑的古剑镶嵌在悬崖之上，绝壁而出。那里挂着一串串瓜蒌，微风吹来，欲与黄澄澄的梨试比高低。山坡上的野生酸枣酸中带甜，可口美味。据《神农本草经》记载："酸枣味酸，甘平，无毒。治心腹寒热，邪结气聚。久服安五脏，轻身，延年。"

第三节　巧遇采药农

我们采药时看见一位白发苍苍的采药老人正踏山而行，他身材瘦削，头缠白毛巾，身背竹篓。我想起历史上描写采药师的诗句："悬岩泻石髓，芳谷露丹芝。"（庾阐的《采药诗》）

他一只手里拄着一根长长的竹竿，弯着腰在山坡上走。他走到一片野生酸枣树下，在地上铺上一条床单，便开始打酸枣树，熟透的酸枣都落在单子上，酸枣红红的，落在白布上，非常吸引人的眼球。那老人弯下腰，细心地捡起落在地上的酸枣，一上午他就采了一布袋，足足有十几斤，我问他怎样加工成酸枣仁，他高兴地说："和碾米一样，碾掉皮，再用水洗，晒干后选出枣仁，到收购站去卖。"我看到放在他身边的竹竿是多功能的，除了当拐棍用，还可以钩树上的药（一头绑着钩子）。这竹竿跟随他很多年了，竹竿底下已经裂开成了几瓣。他说："我采完酸枣，再采瓜蒌。"中午，我跑到老人面前，向他请教，但他不理我。我们三人坐在山坡上吃饭，老人也坐在我们身边。我发现老人饿了，便从口袋里拿出一块玉米面掺上红薯叶蒸出的窝窝头给他吃，但那窝头又凉又硬，老人的门牙已经脱落完了，吃起来很困难。我便拿出一个煎饼，我的伙伴拿出一个咸鸡蛋给了老人，开始他不收，后来看我们非常诚恳，他才吃。我看他非常高兴，就开始和他聊天，他开始不说话，后来望了一下四周，小心翼翼地说起来："我家就住在那边的如家庄，我们家祖祖辈辈都是开药铺子的，是有名的霍家，我爷爷是一个远近闻名的妇科医生，特别擅长治疗不孕症，有丰富的经验。我7岁就跟他学习，背《医学三字经》，9岁就跟着爷爷爬山米约，这八岐山哪里危险，哪里有药，哪里有蛇，哪里有狼，我都知道。"我问他："你现在还当医生吗？"他摇摇头，小声说："我们家出身不好，被划成富农，我被赶出了卫生室，现在只能采药，卖点钱给孙子交学费。"老人还告诉我们，采丹参最好是春天采，这时丹参正是长得好的时候。丹参一般生长两年后就开始烂根，所以生长两年的丹参质量最好。我们大家都很尊重他。我又求他讲中药的故事，他便给我们讲了三个故事。

酸枣仁的故事

相传唐代永淳年间，相国寺有位和尚允惠患了精神分裂症，经常哭笑无常，狂呼奔走。病程半年，他的哥哥潘生为他请了很多名医，他虽服了许多名医的汤药，但不见好转。连孙思邈也来设法为他治疗。孙思邈详询病情，细察苔脉，然后对潘生说道："令弟今夜睡着，明日醒来便愈。"潘生听罢，大喜过望。孙思邈吩咐："先取些咸食给小师父吃，待其口渴时再来叫我。"到了傍晚时分，允惠口渴欲饮，家人赶紧报知孙思邈，孙思邈取出一包药粉，调入约半斤白酒中，让允惠服下，并让潘生安排允惠住在一间僻静的房间。不多时，允惠便昏昏入睡，孙思邈再三嘱咐不要吵醒患者，待其自己醒来。直到次日半夜，允惠醒后，神志已完全清楚，癫狂痊愈。潘家重谢孙思邈，并问其治愈的道理。孙思邈回答："此病是用朱砂酸枣仁乳香散治之，即取朱砂五分，酸枣仁及乳香各九两，研末，调酒服下，以微醉为度，服毕令卧睡，病轻者，半日至一日便醒，病重者二三日方觉，须其自醒，病必能愈，若受惊而醒，则不可能再治了。"（注：这是传说，临床不要用这个药量。）

昔日，吴正肃也曾患此疾，服此一剂，竟睡了五日才醒，醒来后病也好了。

瓜蒌的故事

有个青年农民，家境贫寒，其母常年咳嗽，因无钱医治，他便砍柴挣钱为母亲治病。一天中午，他到山上砍柴，又累又渴，来到一个山洞外，看见清澈的泉水，便手捧泉水喝了起来。他喝足后就躺在树荫下的一块石板上休息。迷糊中，他看见长着白胡子的老者说："你很孝顺，今年洞里结了好大一对金瓜，这瓜可治疗长期咳嗽和胸痛，是名贵药材，心地善良的人才可以用，你要把瓜皮晒红才会有润肺清热的作用。"农民醒来，边走边想，这莫非是神仙托梦，要我种药材给母亲治病？于是，他找到了这两个瓜并取出瓜籽，将皮给母亲烧水喝。第二年开春，他将籽种在了院子里和山坡上。到了秋天，他家院子里、山坡上结了很多的瓜。他摘下瓜，将瓜皮晒红，给咳嗽痰喘的患者吃，都很见效。之后，他每年栽种这种瓜，送给患者且分文不收。人们非常尊敬他，让他给这种瓜取名字，他说这种瓜的藤茎需要爬架、爬墙，在高处结瓜，所以就给它取了个名叫"瓜楼"，后来人们又把它写成"瓜蒌"或"栝楼"了。

黄芩的故事

相传，在四川的大山里有一对苦命的小姐妹，姐姐叫黄芩，妹妹叫黄连。父亲早丧，其母为了养活她们，累得疾病缠身。母亲临终前，告诉她俩："我不行了，你们要互相照料。"母亲死后，黄芩带着黄连四处流浪，以乞讨为生，饱受风寒之苦。开始是黄芩照顾黄连，但后来，黄芩觉得带着小妹妹是个拖累，便遗弃了妹妹，把弱小的黄连撇在了四川的大山里。可怜年幼瘦弱的小黄连因无人照料，连冻带饿，不久便饿死在山里了。后来，在小黄连丧生的地方，长出了许多瘦弱的小草，人们就把这种草取名为黄连。由于小黄连一生饱受苦寒，所以这种草的性味也是极苦寒的。黄芩自从妹妹黄连死后，虽找到了一个较好的地方，不久便因心中空虚而死。就在黄芩死去的地方也长出了一种草，这种草的根也是黄色的，人们就说这是黄芩的化身，把这种草取名为黄芩。

第二天，太阳刚刚升起，我们三人就等在老人的村口，不一会儿老人还是拄着那根裂了几道缝的竹竿，背着药篓与我们走进点将台。我们走了一上午才走到半山腰，我们跟着他用钩子摘瓜蒌，老人在悬崖陡壁上采完瓜蒌，又挖根。他说："瓜蒌根就是天花粉，我们家用它来治疗跌打损伤和消渴病，效果很好。"天花粉在古代医学典籍中多有记载，《神农本草经》中就有用天花粉入药的记载，称它"味苦寒，主消渴身热，烦满大热，补虚"。东汉张仲景在其《金匮要略》中称天花粉能除热，生津液，益阳气。孙思邈的《千金翼方》载天花粉有"通月水"的功能。明代医药学家李时珍在其所著的《本草纲目》中，对天花粉的来源、性状有总结性论述，将它的主要功效归纳为"通月水"和"治胞衣不下"。

第四节　药农传授保胎方

第二天，我鼓起勇气问老人："老师，你家治疗不孕症，有什么秘方吗？"他说："过几天我再告诉你。"我回家后告诉母亲，她东拼西凑借了五毛钱，买了两斤桃酥，让我带给那位老师吃，之后老人讲起了南瓜蒂的故事。

相传，江南名医叶天士来到东阳、磐安的大盘山一带，遇到一女子，她脸色苍白，眼睛无神，双手捂着凸起的小肚，斜躺在地，嘴里轻轻地呻吟。叶天士上前询问得知，女子怀孕已有数月，为帮助丈夫砍柴而来到此处，现在感到胎位不稳，恐有不测，正处于万分痛苦与不安的境地。

这时，叶天士环顾四周，眼睛最后落在路旁的一个个大南瓜上。叶天士心想，南瓜藤上长南瓜，就靠南瓜蒂。这南瓜蒂从根藤那一点点地吸取营养，一点点地输送给南瓜，让南瓜从小长到大，从青变成黄……这瓜熟蒂落，岂不正是十月怀胎么？他便道："对！我何不拿这南瓜蒂来安胎呢？"

说罢，叶天士摘下三个大南瓜，取下南瓜蒂，就地煎起了南瓜蒂汤。不一会儿，叶天士把南瓜蒂汤送到了女子面前，那女子喝下去不久，奇迹出现了，她的小肚不痛了，并且还能站起来走动。她便跪拜在地，感谢在这深山遇上了"神仙"。

老人说："南瓜蒂根据辨证论治加减，安胎效果很好。"到了下午，他又看到一棵山桃树，上面有被霜打后还挂在树梢的叶子，老人用竹竿把叶子打下来，他有时弯着腰捡，有时坐在地上捡，有时候跪在地上捡。我看到他的行动，感到老人已经老了，我赶紧爬到树上，用竹竿把树上的叶子全打光，老人高兴地对我说："小姑娘，你知道桃叶有什么用处吗？"我回答："不知道。"他说："这几天我们认识是个缘分，我看你心地善良，好学，积极向上，将来普度众生。我们家的秘方是不外传的，我这么大年纪，今天晚上脱了鞋，明天说不定就穿不上了，活了今天，说不定明天就走了。我告诉你，它有用处，就是救助患者。"

第五节　桃叶膏的功效

《古今医统》记载张苗，原文云："不知何郡人，雅好医术，善消息诊脉（之好坏），为（当）时所重。陈廪丘得疾，连服药，特发汗不出，或（有人）曰汗不出者死。苗教以烧地加桃叶于上蒸之，即得大汗而愈。"

故事具体是这样的，有个名叫陈廪丘的人因为劳动后非常疲劳，再加上出了较多的汗，没有注意，又接着卧睡于草地上，只盖单薄被子，受了寒而得病，身体不舒服，非常怕冷。很多医生给他开了丸、散、汤等各种药方，每天都在发汗，发了八次汗，汗却始终不出。他又听说用药发汗却不出汗的就会死，就找到当时的名医张苗看。张苗叫他的弟子用柴火烧地，把地烧热后，散桃叶在其上熏蒸。治疗两次后，患者就出了大汗，他又叫患者在被窝中用止汗的粉擦身止汗，患者很快就痊愈了。

张苗后来很多次以这个方法替患者发汗，汗都能出。人本身就有难以出汗的体质，并非是有不出汗的病。如果使用熏蒸的方法，蒸湿之气在体外逆反相对，就不得不出汗了。后来用此法熏蒸中风患者，也收到了很好的疗效。唐代王焘的《外台秘要》中也对此法有比较详细的叙述，这个"桃叶熏蒸"的发汗法就此流传下来了。

桃叶味苦，性平，有清热解毒、杀虫止痒之功效。慢性荨麻疹患者可取新鲜桃树叶若干，洗净切碎，置玻璃瓶内，加入75%的酒精适量（能浸没桃叶即可），密封放置2~3天后，用棉签蘸酒精涂患处，每日2次，数日后可愈。再有，现在农村患滴虫性阴道炎的人也很多，我们用苦参一两，鲜桃叶二两，加水1200mL，煎煮至800mL，滤出药液，再用干净的药液冲洗阴道，能够很好地缓解阴道滴虫导致的瘙痒症状。每天都可以进行冲洗，一天一次即可。

治疗疮疖可取鲜桃树叶500g，加水5000mL，煎煮1小时，滤渣取汁；再加水500mL煎煮桃树叶，滤渣取汁。合并两次滤液，加适量蜂蜜熬成膏状，外敷患处，每日1~2次。两天后就会有明显的效果。需要注意的是，孕妇不能够食用桃叶水，一般都是采用外用的方法。

上节中提到的采药农，他的爷爷用如下方法治愈了很多患疳积的小孩。即用鲜桃叶10kg，加三棱、莪术各二两，加一大桶清水，放入一口大锅中煮1小时，把药渣捞出，再用文火慢慢熬，熬成糊状，再把蜂蜜和药一起熬成膏，用瓶子装起来备用。一般1~3岁的孩子，每次服3~5mL，1日2次，3天就能痊愈。

第六节　桃枝的故事

桃枝能治痔疮

患了痔疮后，人们会出现肛门疼痛、肿胀或便血等多种症状，可取五两桃枝，加清水煮，煮出的药液降温后直接熏洗患处，每天 2~3 次，7 天为一个疗程，一般使用两个疗程便能康复。

桃枝能治眼肿

患者出现眼肿或者眼睛流泪等可用此法。即把新鲜的桃枝捣烂，直接敷在患者的眼窝上，敷时要闭好眼睛，等水分消失后再用清水把眼睛洗干净，眼睛肿胀便很快消失。

桃枝能治痢疾

桃枝能消炎杀菌，也能解毒，对痢疾有很好的治疗作用。把桃枝切成片，加清水煮，煮 30 分钟后将药液过滤取出，然后趁热服用，每天 2 次，连用 3 天就能痊愈。上节提到的采药农说："这些都是我爷爷常用的方子。"讲完后，我们都高兴地向老人鞠躬。

第七节　　当地名医传授经验

一天，我们到了门观峰，那里有很多老鹳草，一上午我们就采了很多，每个人都用绳子把草药捆起来背着，走几步就累得满头大汗，只好休息一会。我们走到下五井村，借独轮车把草药推回家，又遇上当地有名的许老中医，我们便向他请教。老先生看到我们采的老鹳草，就拿起一棵对我们说："你知道它为什么叫老鹳草吗？"接着，他就讲了一个故事。

有一年发了水灾，患风湿病的人很多，但无药治疗。孙思邈翻山越岭寻找治风湿的药，但很难找到。有一天，孙思邈又去山上采药，看到一只大鹳正在山崖上啄食一种草，他想，老鹳生活在江河湖泊中，遭受阴湿邪气侵袭，为何不得风湿？莫非老鹳啄食的草有治疗风湿的功效？他马上攀上山崖，将老鹳啄食的那种草采回，让患者服下。患者服用 3 剂后，关节红肿消退，服用 7 剂后就能自主走路了。孙思邈认为，因为是老鹳帮自己找到的药草，治疗了很多膝关节炎（鹳膝风）及全身关节炎患者，于是便将这种草命名为"老鹳草"。

据《本草纲目拾遗》记载，老鹳草能"祛风，疏经活血、健筋骨，通脉络，治损伤、痹证、麻木、皮风，浸酒常饮"。《滇南本草》则曰："祛诸风皮肤发痒……治筋骨疼痛，痰火痿软，手足筋挛麻木……攻散诸疮肿毒，退痨热发烧。治风火牙疼、疥癞、痘疹等症。"如老鹳草治疗筋骨疼痛，有通行经络、祛风的作用。治腰扭伤，用老鹳草根一两，苏木五钱，木瓜五钱，水煎服，每日1剂，日服2次。治急慢性肠炎下痢，用老鹳草六钱，马齿苋一两，红枣三枚，煎浓汤，一日3次分服。治疗风湿性关节炎，经常用防风、秦艽、当归、老鹳草、威灵仙、忍冬藤、茜草，碾成末加醋调和，敷患处，治疗鹤膝风（滑膜炎）效果非常好。

民间还有一个偏方，用老鹳草治疗面神经麻痹，俗称面瘫、吊线风、口眼㖞斜。方法很简单，用野生的老鹳草一把（鲜草二三两），洗净，切碎，水煎两大碗，头煎熏洗，二煎内服。也可用鲜老鹳草捣烂后敷患处。

第八节　再临阁老崮

我们采药小组和那位老人每天都进山，高兴极了，又采丹参，又挖黄芩，还有五加皮。小伙子挖葛根，他挖一棵就一米多高，远远望去像棵树桩，足足有几十斤重。上午我们三个年轻人就像出笼的鸟儿，在山间飞翔，一会儿挖药，一会儿打闹。突然小青年看到一群鸽子落在草地上，顺手拿起一块石头，打得鸽子飞到另一个山头，也惊动了其他动物，几只野兔从草地里跑出来，我高兴地喊啊追啊，我说："走，我们找望月砂去。"我们便手拉手地翻过一道沟，爬过一道岭，最后我们捡了1.5kg的望月砂。其中一人好奇地说："这不是兔子的粪便吗？都是药？我们家很多，不用在这里找。"我突然想起有一位老师说："家兔的粪便不供药用，其表面光滑，破碎后不显草质，可与野兔的粪便相区别。"我告诉他们，只有野兔的粪便在中药里才叫望月砂。望月砂又称明月砂，为兔科动物野兔的干燥粪便。望月砂味辛，性平，入肝、肺经，主要用于明目杀虫，治目暗翳障、痨瘵、疳疾、痔漏等症，常用量为3~9g。

治痔疮用望月砂二钱，乳香五分，共研细末，空腹服，为一次量，日服 2 次。我小时候父亲说过，望月砂治白内障，可将望月砂研面，每次五钱，日服 3 次。

我们又采了些知母，我想起了一个关于知母的故事。有一位老人沿街乞讨，这年冬天，她蹒跚着来到一个偏远山村，因身心憔悴，摔倒在一家门外。这家主人是个年轻樵夫，他把老人搀进屋里，让妻子做了饭菜端上，并对老人说："这大冷的天，就在这住下吧！"

日子过得挺快，转眼春暖花开。一天，老人说："我该走了。"樵夫急忙说："您老没儿女，咱们凑成一家子过日子吧。"老人听了感动得直落泪，答应留下来。从此，樵夫夫妇忙着活计，很孝顺老人，老人在这过了 3 年多的幸福时光，已是 80 岁的高龄。

这年夏天，她突然对樵夫说："孩子，你背我到山上看看吧。"樵夫背着老人上坡下沟，当他们来到一片野草丛生的山坡时，老人下地，坐在一块石头上，指着一丛线形叶子、开有白中带紫条纹状花朵的野草说："把它的根挖来，这是一种药草，能治肺热咳嗽、虚热发烧，用途可大啦！孩子，妈是想找个老实厚道的人传他认药，怕居心不良的人拿这本事去发财，去坑害百姓！孩子，你真懂得妈的心思。这种药还没有名字，你以后就叫它知母吧。"

后来，老人又教樵夫认识了许多草药。老人故去后，樵夫改行采药，但他一直牢记老人的话，真心实意为穷人送药治病。

《本草纲目》曰："知母之辛苦寒凉，下则润肾燥而滋阴，上则清肺金而泻火，乃二经气分药也，黄柏则是肾经血分药，故二药必相须而行。"

知母治疗热病高热烦渴，常佐石膏等组为白虎汤同用。治肺热咳嗽，知母常与贝母同用。治阴虚火盛、骨蒸劳热、盗汗、心烦、咳血等症，知母多与黄柏同用，如知柏地黄丸。胃热口渴，知母多与天花粉、五味子等配合应用。栀子善泻火清热除烦，知母苦寒而不燥，既能清实热，又可退虚热。二药配用，可清热除烦，治心肺俱热、烦躁口渴、舌赤不眠，故云"知母得山栀则降火之说"。知母常配百合，百合宁心安神，润肺止咳；知母清热泻火，滋阴润燥。二药配伍，一润一清，宁心安神，清热润肺。知母可配麦冬使用，二药均为泻肺火、滋润肺阴之品，知母能滋肾阴，泻胃热，麦冬兼养胃阴，相须为用，滋阴清热效力更强，常用于肺热伤津、燥咳痰少或无痰者。知母可配酸枣仁使用，知母滋阴清热除烦，酸枣仁补肝宁心除烦，二药相配，有养血安神、清热除烦之效，适用于心阴不足、虚阳浮动的虚烦不眠。

在回家的路上，我们看到一农家小院里开满了鸡冠花，于是请老人坐下来，给我们讲了鸡冠花的故事。

从前有一个小山村，有一对母女相依为命。女儿叫莲花，17 岁，长得眉清目秀。村里有一个地主的儿子看中了莲花，就上门提亲。地主的儿子是个瘸子，莲花母亲坚决反对，狠心的地主便带着人来抢人。母亲上前与地主搏斗，被地主打倒在地，地主拉着莲花就走。这时她家养的一只大红公鸡飞到地主的头上，把地主的双眼啄瞎了，疼得地主满地打滚，他便叫手下的人把大红公鸡打死了。母女俩大哭一场，把大红公鸡埋在莲花的屋前。第二年春天，公鸡的墓前长出了一棵草，就是鸡冠花。

相信大家都见过鸡冠花吧？在乡间的小路上，我们可以随处见到这种植物，因为其长得和公鸡头上的鸡冠很相似，所以才得名鸡冠花。鸡冠花除了可以观赏之外，还可以入药。

鸡冠花可凉血止血，用于治疗吐血、崩漏、便血、痔血、赤白带下、久痢不止。治白带、砂淋，用白鸡冠花、苦葫芦各等分，烧存性，空腹时用烧酒送服药粉。治赤白带下，用鸡冠花、椿根皮各 15g，水煎服。治体虚带下，用鸡冠花、桂圆肉、向日葵盘各一两，红枣十枚，水煎服。

第九节　风雪之路

一天，老药农又和我们一起进山，又给我们讲中药故事，讲得津津有味，我们听得入迷。突然间天气变得阴沉沉的，刮起了北风，把我们冻得直打哆嗦，老人高声喊："孩子们不要乱跑，这里危险，跟我走。"他把我们带进了一个山洞避风，这时天空又飘起了雪花，老人说："天很快就黑了，我们还是走吧。你们不要慌，这里路滑，我在前面给你们带路。"我们把每个人采的药都放到山洞里，准备等天气好了再来拿，老人拄着那发黄的竹竿，一手抓住路边的小树，一步一步往下走，我紧紧地抓住他身后的衣服，我们四人互相搀扶着往下走。下山后，天已经黑了，老人说："孩子们，到我家暖和一下吧。"到了他家门口时，他说："你们等一下，我和治保主任打个招呼，我家来了几个采药的孩子。"过了半个小时后，那个主任来了，问我们是哪里来的，他知道我们是采药的，才让我们进老人的家。老人的家是一个三合院，非常干净，我们看到了黑棕色的药柜和制药的竹匾、捣筒，还有采的各种中药，一看就知道他家是祖祖辈辈的行医之家，他的老伴热情地招待我们，拿出干净的老粗布棉被给我们盖。虽然被子上有几个补丁，但我们几个坐在床上盖着一床被子也感到非常暖和。他老伴给我们做的疙瘩汤里面放了萝卜条、生姜，还给我们做玉米面加榆树叶的窝窝头，我们狼吞虎咽地把饭吃完后，全身都热乎乎的。这时，外面的雪越下越大，老人把我们留在他家住。他说："西小章离这里有二十多里路，雪又这么大，你们的鞋都湿透了。"我们几个女的只好和他老伴挤在一个房子里住，那个小伙子和老人一起住。当我们熟睡的时候，老两口又在厨房里生起火，把我们湿透的鞋在火上烤干。当我们第二天穿上又干又暖和的鞋时，我感到不是亲人胜似亲人的温暖。漫山遍野的大雪让我们停止了采药。经过二十多天的采药生活，我们建立了良好的师徒关系。

回到卫生所，我们把这几天采的药分类，洗净晒干。我们又开始制药，用采的望月沙加上蝉蜕治疗我们村的一个社员老奶奶，她患了白内障，老师把药研成细末，让她每次服三钱，每日分 2 次服用，3 个月后，她的病情明显减轻。我们村有几个肝炎和肝硬化的患者，老师教我熬丹参膏，用丹参 2.5kg，三棱三两，莪术三两，在一口大锅里放一桶水，用文火熬。2 小时后，把药渣检出，再熬到水 1500mL，再加蜂蜜各等分，再熬，标准是把药液滴在水里不溶解为度。每次一汤匙，一日服 2 次。几个肝炎患者服后，症状明显好转。如果有肝硬化腹水的患者，可加大腹皮、冬瓜皮。服丹参膏的患者寿命明显延长。

如果治疗妇女行经腹痛，可用丹参 2.5kg，月季花 1kg，胡萝卜叶 1kg，各等分研细末，口服，每日 2 次，每次三钱；如果患盆腔炎，用丹参 2.5kg，蒲公英 1kg，各等分研细末，口服，每日 2 次，每次三钱；白带多，用丹参 2.5kg，鸡冠花

1kg，各等分研细末，口服，每日 2 次，每次三钱。

如果患有腰腿痛，用丹参 2.5kg，苏木 1kg，木瓜 1kg，老鹳草 1kg，各等分研细末，口服，每日 2 次，每次三钱；高血压、糖尿病患者，用丹参、马齿苋、乌梅、夏枯草，各等分研细末，口服，每日 2 次，每次三钱；中风偏瘫后遗症用丹参、葛根、伸筋草、地龙，高血压加天麻，血压正常加黄芪，各等分研细末，口服，每日 2 次，每次三钱；血糖升高，用丹参、蒲公英、马齿苋，各等分研细末，口服，每日 2 次，每次三钱。我们用这些方法治疗了很多患者，也给合作医疗节省了不少的钱。

到了第二年，刚刚过完春节，疫情就传播开了。有几个患者开始出现发烧、头痛、流眼泪，传播速度很快，小学一个班只要有一个学生患病，2~3 天整个班级就都停课，生产队停工。这次疫情来势凶猛，很快很多卫生所及医院的红霉素眼膏都脱销了，跑遍几个卫生所都找不到一支氯霉素眼药水。幸好我们早有准备以应对这突如其来的疫情，根据病情辨证论治，准备好药，组方是用我们采的霜桑叶三钱，野菊花三钱，黄连二钱，牡丹皮二钱，车前草二钱，大黄一钱，大枣三枚，甘草二钱。本村的社员一分钱不要，外村的一包药五角钱。我们白天看病，晚上秤药，一包一包地把药包好。早上一开门，患者就排队，一人一包药，很快患者得到了有效的治疗。我们不但给本大队社员治病，还给周围村庄的患者服药。不到一个月的时间，我们就将采的几麻袋桑叶和在八岐山采的野菊花用完了，病情也很快得到了控制。一个月下来，卫生所盘点，我们不但经费不亏，还盈利了不少。

我没有忘记，1979 年的秋天，我又到八岐山看望那位老人，想告诉他，我在临床上用他教的方子保胎效果很好，保住了很多胎儿，许多妇女都生出了可爱的宝宝。但让我内疚流泪的是，去看他时，走到村口一问，老人已经走了好几年了。我只能呆呆地朝着他采药的八岐山深深地鞠了三个躬。

第十一章

农村常见病

第一节　一个骨折小孩

那些岁月，农村穷困的农民连顿饱饭都吃不上，没有取暖的条件，寒冬腊月没有暖气，我就盖上厚厚的棉被早早进入梦乡了。一天夜里，我突然听见一阵敲门声，还有一个女人焦急的呼喊声，我一边大声回应着，一边快速地披上破棉袄，月色冷清，我借着幽幽的月光，认出这是村子最南边的张家的夫人，怀里还抱着一个小孩子。那个女人说："俺孩子今晚上从崖头上摔下来，别人从外面背回来时腿就抬不起来了。疼得他一直哭，你看看咋办吧！"我和她去了卫生所，我一动孩子的右腿，孩子竟撕心裂肺地大哭起来。我把小孩子的棉裤脱下来后，朝着他的小屁股仔细看了几眼，又微微将小孩的右腿用手掌托着向上抬了抬，跟刚才一样，一抬这腿，就是一阵哇哇大哭。小孩子的腿根处一片瘀青，隐隐有一道裂纹，但被皮肉包着，只是微微的一道痕迹。虽然诊断不清这孩子是腿脱臼了还是骨折了，但我心里明白，大腿一旦脱臼或是骨折，就不是那么简单了。我决定送她去县医院骨科治疗，但孩子妈妈说没有钱，我很同情眼前这对母子。这女人的丈夫张某在外面当义务兵，每个月只有六元钱的补助，一年回不了一次家，一个女人拉扯着两个孩子，在生产队种田挣工分，一年下来还是欠债户，那时一分钱都是很难见到的，能分得几十斤粮食就很满足了。两个孩子就只得撂在家里或放在野外刨土爬树、下河捉虾，像是没人照顾一样的野孩子。这一得病，可难为她了，她低下头哭了。我说："你把孩子先留在我这里，我给你照看着，你先去借点钱吧。"

她东拼西凑借了十几元钱，那时村里的男劳力都去嵩山修水库，找不到人送医院，我想得抓紧去了，耽误了不好，我们俩最后决定背着孩子去医院。一路上她背着走一段，我再背着走一段。在那漆黑的夜晚，北风刺骨，只有那小小的保险灯陪着我们三人前行。我们两个人在零下十几度的三九天里都热得满头大汗，最后终于找到骨科门诊，值夜班的是一位主治医生。X 光片提示孩子右股骨折，需要住院，押金 30 元。天啊！我们只有十多元钱，孩子母亲眼里的泪花控制不住地哗哗流出来，我只好找到骨科丁主任的爱人李老师，说情先住院，再回家凑钱。孩子住上院，我又给他父亲发电报，电文："孩子住院，速汇钱。"我又是一夜没有合眼。第三天，丁老师亲自主刀，手术非常成功，孩子一个月后就痊愈出院了。后来我才知道，当时丁老师给孩子减免了好多费用，因为他是军人的孩子。几年后我回山东老家，专门去看望丁老师，听说老师已去世，我只好坐在临朐县医院门口流着串串泪珠，喃喃自语地说："丁老师，您医德高尚，技术精湛，我没有见过白求恩，但您的行动让我感到白求恩的伟大，您在九泉之下安息吧！"

第二节 土鳖虫能接骨

我们赤脚医生虽然医术不高，但医院每次开例会讲得最多的就是"随叫随到，不吃患者一顿饭，不喝患者一杯水，服务态度特别好"。我们常背着一个红十字药箱，不穿白大褂，挨家串户走访群众。特别是在流感时期，我们的责任更大、更重，整天走家串户发药，还得讲解预防疾病的知识，有时一天吃不上一顿饭，睡不上一次安稳觉。尺有所短，寸有所长。我们赤脚医生的医术不高，但我们收集民间验方，也能治疗一些大医院医生束手无策的疾病。

记得村里有位姑娘不小心在大寨田扭伤了右脚，肿得不能走路了。她到了县医院拍片，诊断为踝骨骨裂，县医院建议住院治疗。姑娘的父母手上没钱，心急如焚，便来找我。我检查发现她腿部局部瘀血严重，肿处皮肤颜色已经发黑，怕是已经感染了，急需治疗。我到山上挖了些丹参，从他们家水缸下找了十几个土鳖虫，加红花三钱，当归三钱，桃仁三钱，自然铜三钱，大黄一钱，虻虫一钱。将鲜土鳖虫捣烂，再把以上几味药的粉末混合在一起，用少量黄酒加无根之水调敷患处，再用桑木火烤，烤完后再用木板固定。第二天，我一到她家，她母亲就高兴地告诉我，孩子的病好多了，昨天夜里好好地睡了一夜，也不那么疼了。我又按上方治疗了 7 天，又叫姑娘喝童子尿，一日 2 次，每次 10mL，连服 5 天。半个月后，腿肿基本消失，1 个月后能下地站立，3 个月后痊愈。他们家逢人就说我的技术很高，没有花多少钱就把他家姑娘的病治好了。

第三节　柿蒂治疗顽疾

有一次，我正在给一个孩子看病，突然来了一个几十里以外的人找我，说他老婆生了个怪病，每天半夜胁肋部都有阵发性疼痛，难以忍受，几天来痛得号啕大哭，甚至在床上打滚，已经 3 次用救护车送去县医院治疗，但到了医院什么病都查不出来，所以叫我去看一下。我坐在那人的自行车后座上，他骑在大路上还好，但到了小路、山路，我只能跟在他的自行车后面走。突然下过一阵小雨，路很滑，我只能在路上走，一不小心滑倒就摔得全身都是泥。

到他家后，我看到那女人藏在黑暗房子里不出来，最后她母亲叫才出来。女人不说话，低着头，面色微黄，但她左颧部略有发青。望舌质两边青，苔中间黄腻苔，脉象弦滑。腹软，无压痛及反跳痛，未触及包块，肝胆未触。患者述一吃饭就感到腹胀，感觉腹中有一股水，夜间腹中有沥沥响声。

查看疼痛的部位，发现其两胁肋期门穴处压痛。我问她什么时间痛？她答："一般在夜里一点左右。"我问她："你生气了吗？"她低下头哭了，我知道她有难言之苦。我又和她回到黑暗的屋里，她见四处无人，说出了根源。原来一天她在地里干活，回家后发现丈夫和一个女人相好，并且丈夫还打了她，丈夫也不管孩子，她说着说着就哭得说不下去了。我告诉她："为了孩子，你要活下去。"顺便给她开展了心理疗法。我说："我好好给你看病，你一定得配合我。"我认为患者属于肝气郁结，痰阻中焦。治宜疏肝理气，化痰祛瘀。处方：二陈汤合柴胡舒肝饮加减。针刺隐白、太冲、公孙、水沟、中脘、期门、丰隆。又用柿蒂10个（她家墙上挂着柿子），鲜姜3片，大枣3枚，红糖12g，水煎服。3小时后，患者一阵咳嗽并吐出大量痰液，我又给她服上中药。

这时，山沟狂风暴雨，洪水滚滚，挡住了我回家的路，我只能和患者睡在一个土炕上。这一夜，上有"飞机"（蚊子），下有"坦克"（跳蚤和虱子），攻击得我无处可逃，全身都被咬得满是丘疹，痒得我左抓右挠，全身到处流水。后来我实在受不了了，他们家老人就用艾草熏蚊子，蚊子似乎减少了些，但跳蚤和虱子反而更凶悍了，这些跳蚤不咬他们专咬我。后来他们用六六粉撒在被子和床铺上，慢慢地跳蚤和虱子才不咬我。让我最高兴的是，当天夜里患者胁肋部没有疼痛，好好地睡了一夜。患者按上方服7剂后，二诊时大便稀，又在上方基础上加山药，服7剂后病愈。

第四节　一声锣鼓响治疗瘫痪

邻村有一个缝纫铺，老板是一个女的，生意很兴隆。但是某主任三天两头找她的麻烦，贴大字报，大队广播小喇叭，一天三次都在批判她，她只好停业。她上有老下有小，只靠丈夫和她在生产队挣工分，全家的生活无法维持，她只能在夜深人静的时候，给大家缝补衣服。这件事又被这个主任知道了，在三八节妇女大会上批斗她，她回到家后就瘫痪在床，三天了一口饭都吃不下去。

我检查发现她语言、视力、四肢活动障碍，但瞳孔等大等圆，对光反射灵敏，神经反射一切正常。排除脑血管病变，给予针灸3天后，她能吃饭了，双下肢能动，但双上肢不能动。我只好跑到县医院请教丁主任，他问完患者发病的原因和病情后说："这是癔病。"于是，我们制订了一个治疗方案，让她的家人四处借钱准备到大医院治疗，制造一种十分关心她的氛围。我和患者的母亲、丈夫相互配合，将患者关在一间房屋里，大概半个小时后，我提着锣，她丈夫提着鼓，主任大声喊道："张兴美你再不出来抱孩子，我们就把你送到外地劳动改造。你的孩子你不管，叫这么大年纪的老人抱着，成何体统？"接着，我和他丈夫就敲锣打鼓，突然，她推开门跑出来，抢着把孩子抱在怀里。我连声说："好了好了。"患者家属一看她，果然好了，双手都能自如活动了。我们这锣鼓一响，吓得患者连忙伸手抱孩子，她的病就不治而愈了。但她仍精神恍惚，不思饮食，失眠多梦。我又给她针灸足三里、太冲、期门、内关、丰隆、三阴交、神门，7天为一疗程，治疗两个疗程后再没复发。后来一家人其乐融融，把孩子培养成了解放军的团级干部，她现在已经80岁了，身体也很健康。

第五节　我的除夕夜

一到冬天流行性感冒暴发，我们赤脚医生就战斗在没有硝烟的战场上。一年除夕，我白天就处理了几十个患者，还要上门给病重和卧床的老人治疗，刚想着回家过年，突然，一位住在我村最南头的大叔来到我家，非常着急地说，他的老父亲憋得上不来气，又发烧。我放下碗，赶到他家。我本以为这是一个老慢支，最近还有下肢水肿，但看他咳嗽、咳痰、喘息、口唇发绀，活动后心悸加重，端坐呼吸，颈静脉充盈，呼吸音减低，呼气延长，全身浮肿，舌质暗，苔少，脉结代。那时候没有条件，老师说，只能给他用氨茶碱注射液和氨基比林。过了一小时后无效，我又忙着联系车将他转到医院治疗（但他最后还是在医院去世了）。

回家后，我喝了点热水正准备睡下，又听到外边有人大声地喊我的名字，说他家的12岁小男孩晚上腹痛，在床上打滚。我不顾劳累就起来为小孩看病，小孩的肚子胀得跟小鼓一样，胃、肠的形状都出现了，因孩子三天没有大便，也没有排气，我很害怕，便求助于公社医院的老师。值班的康老师电话告诉我，这是肠梗阻，要用颠簸疗法试试看或送医院治疗。我抱起孩子，面对他的背部进行颠簸，还给她做腹部顺时针和逆时针按摩，小孩不一会儿就排气了，也睡着了，小两口高高兴兴地带着孩子回家过年了。

我回到家，母亲把年夜饭又热了热，刚吃上饭，我们村又有一户人家两岁的孩子高烧抽风，说是在昨天晚上，有人在孩子身边放了个爆竹，把他吓哭了。于是，我又放下饭碗，再一次走进寒冷的夜晚。经检查，患儿体温39℃，一阵阵抽搐，我先给他人工降温，用75%的酒精全身擦澡，再用两个生理盐水瓶子装上凉水，放在其两腋下，听诊呼吸音增粗，心音加快，指纹发青达命关，触诊腹部软，无压痛、反跳痛。排除肺部感染及其他病，我给予患儿口服人工补液、针刺水沟、印堂、风池、曲池、十宣放血，1小时后患儿体温37℃，没有抽风，我又给其口服保婴镇惊丸。

我回到家时已经是凌晨5点，刚要吃饭，有人叫我，原来有一个小孩放鞭炮，炸伤了眼睛，从外村到卫生室找我，我背起药箱，踏着冰雪，艰难地朝患者家走去。由于路滑，我一路上摔倒了，爬起来，又摔倒，再爬起来……我跌跌撞撞地赶到现场，查其双眼无大伤，只是右上眼睑有2cm的伤口流血不止，清创、缝合、包扎好后，给他口服消炎药。

天亮了，家家户户起来开始串门拜年了，我才出诊回来，刚走进屋里，整个人一下子就两腿发软走不动了，母亲说："今年的年夜饭给你一连热了5次。"但我只吃了一口饭就倒在床上打起了呼噜。

第六节　早发现宫颈癌

村里有一个60多岁的妇女，她已经闭经5年了，却又来了月经，因为农村妇女没有文化，更谈不上是否有健康知识了。几个月后，她感到头晕、头痛，眼前一阵阵的发黑，但她怕花钱，也怕耽误干活挣工分，一直拖着不肯去公社卫生院，等病情严重了找到我时，已经有心慌、气短等症状。我从《赤脚医生手册》查到她可能患了子宫颈癌，但我又不放心，找到赵老师。老师说："赶快到乡医院检查，早发现、早治疗。"我便和她丈夫说："一刻也不能耽误了，赶紧送公社卫生院！"那一次是我一路护送这位妇女去公社卫生院的，一路上她一直喊头晕、头疼。我能做的也只能是给她扎针止疼，除此之外，我束手无策。赵老师给她做阴道检查，发现她的宫颈已经烂得像菜花一样，一碰患处就出血。老师说这90%是宫颈癌，但是周围淋巴结未肿大，还没有扩散。老师给她做宫颈刮片送往县医院化验，几天后化验结果显示是宫颈癌早期，建议赶快行手术治疗。患者向邻居、亲戚东拼西凑借到了手术费，我又帮他们找到县医院妇产科丁老师的爱人李主任主刀，手术很成功，患者身体恢复得也很好。

第七节　抢救溺水的孩子

一天，村里突然有人喊"快救人"，原来是有人溺水了。我们村南边的一条小溪下游有一个大水潭，20 世纪 70 年代，那时的环境优美，弯弯的小溪，清清的流水，水中有小鱼，还有虾米、螃蟹。

外村有几个小孩在河边玩耍，有的摸螃蟹，有的捞小鱼，有的用篮子在水里捞虾米，其中有一个五六岁的男孩不小心掉进了深水中，被水冲到水潭，等到被人发现捞上来时，眼珠已经翻白，心跳好像也没有了。老乡们要我抢救，我想起在县医院培训时老师讲过这方面的知识，我在《赤脚医生手册》中也看到过溺水的急救方法，赶紧手忙脚乱地采取措施，先清除孩子呼吸道的泥沙和杂物，再把孩子的舌头拉出口外，让呼吸道通畅，然后把孩子翻过来，脸朝下，背朝上，脚垫高，使其头放低，我不断按压孩子的背部，挤出灌进气管、肺部和胃里的水，接下来又进行了半个多小时的人工呼吸。我跪得腿都麻木了，累得满头大汗，豆大的汗珠往下流，也不敢停，又给他注射了强心针，但孩子最终还是没能救过来。孩子的爹娘抱着孩子的尸体号啕大哭时，我难受极了，像有无数个针尖刺扎着我的心脏。我身为医者惭愧无言，总觉得要是自己的医术再好一点，有办法抢救孩子，孩子说不定就不会死。

孩子抬到沟里埋葬时，我流下了眼泪，那一刻，我暗下决心，努力学习，刻苦钻研医学知识，要做一名技术高明的赤脚医生，治病救人！

第八节　子病治母的故事

记得村里有个叫房发亮的农民，两口子结婚3年没有孩子。因妻子患盆腔炎，经过服用中药，注射抗生素等多次治疗后，好不容易怀孕，生了个大胖小子，两口子乐得合不上嘴。没想到，孩子还没有满月就患上了新生儿肺炎，憋得上不来气，眼见要憋死过去，房发亮哭喊着要我去救人。当时我刚刚采药回家，还没来得及吃饭，等我赶过去的时候，孩子脸色青紫，口唇发绀，鼻翼微扇，指纹发青达命关，口边有白泡沫，体温39℃，双肺闻及湿性啰音，还好没有抽风。这样小的婴儿，药是灌不进去的，必须打消炎针。可是，卫生室都是最简单的常用药，根本没有青霉素针剂，只有庆大霉素，患儿又不能用。我突然想起叶天士子病治母的方法，我翻开《中药学》，用麻杏石甘汤加黄芩、芦根、鱼腥草、太子参、炮姜，煎汤给母亲服。用75%的酒精给患儿擦澡，用生理盐水瓶子装上凉水，放在患儿腋下，物理降温一个小时后喂水，患儿的体温降到38℃，吃完奶后睡在母亲的怀里，病情平稳。我拿着一块煎饼、一根大葱，一边走一边吃，和他丈夫连夜赶到公社卫生院，值夜班的医生韩大夫开始不肯给我青霉素，听我说了婴儿的情况以后，立刻痛快地把 3 支 40 万单位的青霉素给了我。在青霉素那么紧张的情况下，这个做法很给我面子，韩大夫告诉我："小孩在六个月内不用做皮试，10 万单位的青霉素，每 8 小时注射一次。"我又马不停蹄地赶回村里，一到他们家，我马上给孩子打针。这时天已经亮了，我又是 24 小时没有合眼，倒在了产妇的床上睡着了。

这时大队的广播在喊："魏玉香，赶快到卫生室，有人找。"我打起精神，托着沉重的步子走到卫生室，一天又看了十几个患者。我一连给孩子打了 3 天青霉素，一天 3 次，患儿病情基本平稳，咳嗽次数减少，指纹达到风关。给母亲服的药是上方减去黄芩和石膏，加麦冬、川贝母、款冬花，服 7 剂后，孩子终于救了回来。房发亮一家说我是孩子的救命恩人，那天孩子满月，他又说孩子不舒服，请我去看一下，结果一走进他家，他的亲戚都来了，可热闹了，一家人喜气洋洋，把他们家的一只老母鸡杀了，请我做客。我看到满桌子的美味佳肴已经垂涎三尺，想坐下来美餐一顿，却突然想起在一次公社卫生院开例会，通报有一位赤脚医生在患者家喝酒，延误了病情，被领导知道后受到了严厉的批评。院长带领我们学习《毛主席语录》，他高声喊道："大家记住，我们赤脚医生不能吃患者一顿饭，不喝患者一杯酒。"不久后，我们卫生室就接到了一份关于开除某赤脚医生资格的红头文件。此时的我只能拿了他们的一个鸡腿边吃边走。我又背起药箱,给需要的老乡去看病。

我喜欢上了赤脚医生这份职业的"赤脚"二字,它让你亲近泥土,让你和农民血脉相连,赤脚医生和老百姓之间绝对不会有现如今城里大医院几乎都存在的医患紧张关系,因为没有金钱买卖关系,彼此就像亲人。

第九节 蝼蛄治疗肝硬化的患者

1975 年,当时是在"文革"期间,我们村有一个在牛棚里关了两年多的患者,出来后,已经是一个肝硬化晚期的患者。问其病情,原来一年前他在牛棚里得了急性黄疸型肝炎,治疗后全身黄已退,医生说没有问题,他也自以为好了,但是胃经常不适,因生活困难无钱治疗,逐渐感到乏力,食欲不振,买了些香砂养胃丸吃,之后腹部逐渐出现水肿。请中医、西医治之,时肿时消,腹部鼓胀,骨瘦如柴,到医院检查均说是"肝硬化腹水晚期"。他后悔发现太晚了,无法治疗,只能等死。我第一次见到他时,发现他面色发青,腹水特别严重,肚子肿得像鼓一样,胸部布满蜘蛛痣,骨瘦如柴,县医院给他用了利尿剂,说他活不过半年。他只能回家靠静脉注射高渗葡萄糖、服保肝药来维持生命。我每次给他注射时都特别害怕,有时一连扎几次,但是患者从不翻脸,还不断安慰我:"小妹妹，不要急，不疼，一针扎不上，缓一下再扎，反正我的时间不长了，你好好在我身上练习，扎多了就学会了。"我给他扎完针后，刚出来就内疚得落泪了。

回到卫生所，我求老师赶快想办法救救他，因为他有四个孩子，最大的12岁，最小的才6岁，如果他死了，往后的日子可怎么过啊？老师思索片刻，决定再上门诊断一下，他细心地望闻问切，又细心地看了一下患者的手大鱼肌，说："你放心吧，暂时还没有大的问题。"他要求用十枣汤加昆布、鳖甲、灵芝，以及面制甘遂0.5分（因甘遂药力峻猛，面制可缓解其毒性），患者大泻3次后停用甘遂，其他药照服。果然，去甘遂后续服5剂，腹水减轻。6天后患者来诊，仍疲乏无力，消化能力较差，大便秘而黑，小便黄。老师说，这是水去而正虚邪实，停用前法。宜补气养血，活血祛瘀，软坚散结。处方：八珍汤加大腹皮、茵陈、丹参、三七、䗪虫、蛇莓、灵芝等。服7剂后，患者精神好转，消化能力增强，但是腹肿还是个难题，反复发作。老师说："明天我们上山找蝼蛄。"

那时正值麦刚收完，社员忙着播种，我们在农田看到有一条隆起的线，顺着这条线就能找到活蝼蛄。一上午我们找了9只，放到一个玻璃瓶子里，不能盖盖子，只能用纸团子堵着瓶口。处方：鲫鱼一条，葫芦根六钱，白术九钱，冬瓜皮三钱，鲜姜三片，活蝼蛄两只（先把蝼蛄捣烂，冲服）。将葫芦根、白术、冬瓜皮、鲜姜放入清水中和鲫鱼一块煮，不加盐和调料，吃鱼服药，再用蒸馒头锅盖上的废水（类似蒸馏水）做引子。3天后，患者家属上门报喜，患者服药后尿量很多，水肿也消了很多。老师叫他再服1个月，又给他开了一个方子：虎杖、丹参、鸡内金、莱菔子、鳖甲醋炒、大腹皮，各等分研细末，每天服九钱，分2次服。3个月后，患者生活能自理。他用这个方法多活了8年。

在临床上，我用这个方法也治疗了不少患者，但是对肝癌的效果不好。现在得酒精肝、脂肪肝的人也比较多，我给他们开的保肝茶就是在这基础上加减的，虎杖、茵陈、葛根、玫瑰花各等分代茶饮，很多患者反映效果很好。

第十二章

老师的护航

第一节 路上的课堂

我是土生土长的村里人，很小就听父亲讲一些简单的中药功效，亲眼看他用祝由十三科给群众治病，十四岁就开始跟老师、药农辨认各种草药，每天在卫生室上班，有时去很远的地方寻访老师。我寻访最多的是赵老师、许老师、刘老师，我在村里见到一些疑难杂症就总结下来，记在笔记本上，一有机会就一条条地问老师，有时候我凌晨4点起来，步行跑到县医院家属院，坐在人家门口，老师一开门出来，上班路上的几十米或几百米就是我的课堂。

一次，有一个5岁的小孩反复发烧，一发烧就引起扁桃体发炎，轻则打针，重则住院输液，已经半年了，给家庭带来了沉重的负担。我也查看了《赤脚医生手册》《新中医学》，给他行针灸、挑治法，服中药，但效果不佳。我决定去请教许老师，一天夜里，外面下着小雨，我想，下雨天卫生室患者少，县医院就诊患者也少，有时间就多问老师几个问题。雄鸡一叫，我披着一块塑料布，背着煎饼和玻璃瓶装的开水，步行在泥潭中。天蒙蒙亮时，我已站在许老师的家门口，等了好长时间，才知道老师今天有重患者，他提前到医院会诊去了。我到医院看着患者排着长长的队，那位叫号的护士说什么都不让我进诊室，我只能像患者一样挂号排队，排到快下班时才到我。许老师已经下班了，在回家的路上，我扶着许老师，向许老师请教小孩反复发烧和治疗的经过，有一个症状引起了老师的注意，那就是孩子每次发烧时都满脸发红，但印堂穴处发青。老师告诉我，这孩子是受惊了，在玉屏风散的基础上，加蝉蜕二钱，黄芩二钱，钩藤二钱，僵蚕一钱，大便干加玄参二钱。孩子按这个处方服了7剂后，再没有复发。最后才知道，孩子在回外婆家时，突然从路旁窜出一条狼狗，把他扑倒，多亏有大人把狗打跑了。从此以后，他反复感冒，久治不愈。

　　我打扰次数最多的还是赵老师，每次遇到难题，我都到大队办公室给赵老师打电话，每次老师不管是上班还是下班，只要一听说是我的电话就跑过来接。我还是很幸运的，妇科有赵老师，外科有丁老师，内科有刘老师，疑难杂症找许老师，在赤脚医生的路上一直有他们这些当地名医保驾护航。我的医术不断提高，名声也渐渐地高了。为了能给村寨里的人治病，我走烂了不知道多少双布鞋，附近十几个村落有很多社员都来找我看病。我会根据患者不同的病情，配备不同的草药（多为自己配制），配合针灸治疗。

当年，在贫穷落后的农村，赤脚医生面对求医无门、问药无路的农民，我们勇敢地用自己鲜少的知识，吃苦耐劳，设法为他们解除病痛和疾苦，成为老百姓心目中治病救人的大夫。而我就是受客观环境和农村现状所迫，在老师的培养下，自学成才，成为一个受群众欢迎的赤脚医生。

第二节　进修前教育

那是1975年的秋天，县妇幼保健站选拔了一批优秀赤脚医生到县医院进修学习半年，我有幸参加了这次进修班。选拔标准是工作5年以上，学习过妇产科医学知识，以及常见病、多发病、疑难病、传染病的防治知识，能承担农村卫生防疫、常见病诊治、妇幼保健、计划免疫接种等工作，实实在在地担任农村健康的守护人，且没有发生过医疗事故。全县共30名。政府支持，带工分，有生活补助，由大队推荐，公社卫生院批准。

到县医院的第二天凌晨两点，突然紧急集合做训练（落实"备战、备荒、为人民"的战略方针）。院长为了让大家认识到这次学习的重要性，在报到的当天半夜就突然通知紧急集合。院长左胳膊带着白毛巾，向我们宣布医院驻地五里处发现了敌对分子，全体同志立即起床跑到院里集合。我平日穿衣不麻利，穿上了裤子，但摸不到腰带（我的腰带是一根布绳），只能提着裤子跑出来，这下可成了笑话。队列里，有的顾不上穿袜子，有的光着身子，有的只披了一件棉衣就跑了出去，结果在沂蒙山的二月份，冬夜踏雪徒步往返了五里地，我最后也掉了队，结束后我就发起了高烧。那滋味现在想起来都感到可笑，但是当时我们都是一群热情高涨的"傻"青年。每天早上都要起来跑步，背老三篇，等半个月后理论课结束，才不用跑步。

第二天下午召开抗美援朝英雄教育报告会，坐在台上的正是我的带教老师。她说："1950年，18岁的我在卫校还没有毕业，就跟随志愿军雄赳赳、气昂昂，跨过鸭绿江。队伍开进朝鲜战场，我负责抢救伤员，我们护理人员经常在美军敌机还未停止轰炸时，就奋不顾身地冲向火海抢救伤员。手脚皮肤烧伤，头发、眉毛烧焦，衣服着火，都是常事。一次在危急时刻，我背着一个重伤员就往外冲，到了门口，又遇一个轻伤员，我用手将轻伤员往门外推送出去，然后急转身，将背上的重伤员放到门槛外，再接着回到屋里抢救其他伤员。连续背出几名伤员后，我又返回屋内，我们几名医护人员都被抢救出去了，我搀扶起屋角最后一位腿上负伤的大个子伤员来到门槛时，门框几乎都要烧着了，我急了，一下子就把大个子推出了门，顿时身后的房屋轰然倒塌。那时条件不好，我们把伤员安置在山洞里，或者放在杂草堆上。那时的医疗条件差，伤员又多，伤口几乎都是开放性的，基本上用盐水清洗伤口，而泥土里有大量的破伤风杆菌和其他细菌，感染破伤风和败血症的伤员甚多。特别是得破伤风的伤员非常痛苦，看到他们肌肉僵直、角弓反张、牙关紧闭，最后频繁地全身抽搐，但神志始终清醒，那种惨景让人无法目睹。由于没有特效药品，只能眼睁睁地看着。对医务人员来说，遇到这样的场景是一种抓心抓肺的无奈和惭愧啊！我们把伤口擦净，如果伤口化脓，就用盐水清洗伤口后换药。后来国内紧急组织生产了破伤风抗毒素送到了前线，我们高兴地给伤员们注射了。有时连消毒棉球都没有，我们轮流将自己棉被中的棉絮撕出来，放在锅上蒸一下，代替消毒棉球给伤员们注射抗毒素，就这样逐渐地控制住了这种厉害的传染病。我们后方医院，每天收容大量的伤员。我们每天都在努力工作，但在天寒地冻的严酷环境中，许多伤员还没来得及处理伤口就冻死了。我们晚上值班，要不时地走到每位重伤员的床前，俯身去听一听他们的呼吸声，发现没有呼吸了，就马上背出去送到外面的安置点，每个护理小组几乎一晚上要背出去十几名烈士。那时的后勤供给不足，粮食运不上来，从国内带来的干粮早就吃完了。部队就只能在当地到处找粮食，开始时，还能在村庄的废墟旁找到老乡藏在地窖里的小土豆，后期连土豆也很难找到了。开饭时，每人定额分配3~4个土豆，最艰难时，每人2个小土豆。在朝鲜战场上，由于生理的原因，我们受罪更大。但在1951年5月的第五次战役阶段，由于部队到了三八线以南，但担架队跟不上来，我们只能亲自去运送伤员。朝鲜山多，河流也多，在四五月份春暖花开之时，这些河里的水全是山上的冰雪融化流淌下来的，寒冷刺骨，我们将伤员用背包带绑在担架上，几个同志抬着一副担架，一会走在崎岖陡峭的山路上，一会又蹚过冰冷刺骨的河水。在深的水里，个子较矮的女同志站都站不稳，我们几个人就互相搀扶着过河。女同志遇到生理期也不能犹豫，照样往河里跳，和大家一样蹚冰水。待过了河，血水随着裤腿淌，到河对岸找一处比较茂密的树丛遮挡，脱下裤子使劲拧几把，然后穿上冰冷的湿裤子接着走，有许多女兵就是因为受凉导致月经不正常，落下妇科病。战争让我们付出了沉重的代价，但当时的女兵们没想过要退缩。在一次护送伤员的过程中，我的腿被美军飞机炸伤，我被运回国养伤，我们医护队30多个女同志最后只回来5个人，其他的都为国捐躯在异国他乡了。"她讲完后，大家高呼："保卫祖国，向解放军学习，向解放军致敬，共产党万岁！"

第三节 护士的鲜血救产妇

经过1个月的医疗卫生知识培训，我们了解了内科、外科、妇产科的最基本知识，而女赤脚医生以学习接生为最主要的学习内容，我们10人一组开始实习，我被分到第一组。那天，妇产科刚刚接收了一位患者，正在手术室抢救，老师叫我们参加培训的人去现场实习（只能轮流去）。

我进去的时候，万主任正将一颗血肉模糊的婴儿头，从那位产妇的阴道里拉出来，鲜血呼啦一下地喷洒四处，血淋淋的产床触目惊心！产妇产后大出血，情况非常危急，万主任和医护人员见状，一面迅速采取止血措施，一面向分管院领导及医务科主任医师汇报，启动院内抢救小组，组织麻醉科、急诊室、输血科等科室全力配合实施抢救。令人揪心的是，应用多种促进子宫收缩药物及宫内消毒纱布填堵等处理后，该产妇的症状仍不见好转，此时，产妇的血压降到了50/30mmHg。止血最快速且有效的办法就是切除子宫，台下麻醉医生、器械护士等人员密切配合，改为全麻，同时予以输血。患者的血型是 AB 型，这一时难住了医院，院领导便叫来李护士，因为她是院内唯一一个血型是 AB 型的人。李护士挽起胳膊，她的血一滴滴地流进这位农村妇女的血管中，时间一分一秒地过去，抢救工作也在有条不紊地进行，参与抢救的医护人员都拼尽全力与死神赛跑，时间就是生命。经过全院上下十多人的参与，近5个小时的全力抢救后，终于将该产妇从"鬼门关抢了回来"。看到产妇转危为安，抢救人员心里的石头终于落了地。

后来我们才知道，这位产妇怀孕8个月了，这次是第三胎，因受外伤，阴道流血，在当地卫生室注射黄体酮，服中药保胎，血止住了，但是腹痛。那时因为穷，没钱，加上农忙，她感到胎不动了，便就近请接生婆检查，接生婆没有听到胎心，叫她到医院检查，结果是死胎，让她住院。产妇肚子刚开始疼，她老公就去请接生婆，接生婆拿了块破布包了一把生锈的剪刀和一个洗脸盆就过来了。接生婆到的时候，产妇的宫口已经开全，产妇是小个子，骨盆狭窄，宫缩已无力。接生婆发现胎儿既是死胎，又是臀位，胎儿已经腐烂，脚先出来了，但胎儿的头卡在耻骨联合处出不来，接生婆听着产妇的哭声，一个用力，把孩子的身子拽了出来，小脑袋却留在了子宫里，阴道口一时间血流不止，产妇更是昏死过去。他们赶紧叫救护车把产妇送到县医院，万主任将断在产妇子宫里的胎儿脑袋用手术钳拔了出来。

患者出院时把自己家的羊宰了送医院以表感谢，马院长拉着那个满手老茧的农民说："我们是国家的卫生战士，为工农兵服务是我们的责任，我们要一起感谢共产党！"他拒绝了患者的羊肉。这是多么高尚的医德啊！这才是医者仁心、白求恩式的医院。

写到这里我想起最近央视《新闻直播间》栏目播放了对某城市某知名医院的一段暗访。这家医院每天临近下班的时候，走廊上都会出现一些鬼鬼祟祟的"患者"。他们彼此熟悉，相互用眼神、手势交流，对不认识的人却高度警惕。他们都是等诊室没有人时，一闪而进，然后神神秘秘地反锁门。随着暗访镜头的推进，我们明白这些人就是推销药品的医药贩子，他们走进诊所、医院做的都是同一件事，就是给医生送信封。信封里装的是什么，业内叫"份子钱"，其实就是回扣。这是医疗界的一些瑕疵，在一定程度上破坏了和谐的医患关系等，对此我们须警惕。

第四节 在病房的日子

我最害怕的是在病房写病历，因为病历是法律的依据，病历书写要求严格谨慎，不能写错字，不能涂改，记录及时、真实、准确、简洁，随时随记，重点突出，该写的写，不能留有缺陷。一个赤脚医生突然到大医院写病历，本来就无处下手，加上我的字写得不好，我把写病例的纸扯了一张又一张，纸篓里全是纸团子，铅笔擦不知道用了多少个，带教老师看到此景也不耐烦，时常发火。

世界上怕就怕认真二字，我暗下决心，刻苦钻研，认真学习，每天白天忙着学技术，晚上在病房把病历一遍一遍地看，一字一字地写。我还自己买纸练字，半个月后我就能顺利地书写病例、下医嘱了，老师、护士也不训斥我了。从那时起，每天带教老师都叫我值大夜班，之前在赵老师的严教下，我比其他的同学在接生、观察产程、处理疾病方面上手较快。此外，还要帮助护士打针、输液、清洗阴道口、按摩产妇的宫底促进宫缩，还经常跟着救护车接患者。

我在出诊接患者时，见到过很多奇怪的病例。有一次，我们出车接患者，患者可能是大关公社的。我们到时天已经黑了，见到四个人抬着自制的担架（用两根扁担将两把椅子绑起来）。当地接生婆跟我说，她给患者做阴道检查时（正确做法要做肛诊），患者的阴道像是吸奶的嘴一样吸住了她的手指，但我无法回答这个问题。到医院后，万主任早已做好剖宫的准备，她说："这种情况叫面先露，流行病学统计有十万分之一的发病率，必须赶快手术，母子的生命才能保住。"几天后，我看到那位母亲抱着熟睡的儿子微笑着向我告别时，我感到非常欣慰。还有一次，我们出车接一位嵩山的患者，她在自己家由当地接生婆接生，接生婆技术还不错，顺利生下一对龙凤胎，一个 4 斤，一个 5 斤，两个孩子呱呱坠地，正当一家人高兴地合不上嘴的时候，意外的事情发生了。产妇产后 2 小时突然大出血导致休克，本村的赤脚医生在紧急中给患者静脉推注 50% 的葡萄糖、安络血。到医院后经过抢救，患者昏迷了 3 天才苏醒。3 个月后她来就诊时说，她现在性欲淡漠，头发基本脱光，四肢软弱无力。李主任诊断为席汉综合征，属常见的垂体前叶功能减退症，多因大出血造成垂体缺血缺氧性坏死，垂体前叶内分泌功能不足所致。

我们每天晚上 12 点后还有夜班饭，非常好吃，每个人有一个麦面馒头和一勺菜炒肉，这对我来说就是过年的饭。一个月后，有一天夜里，我一个人处理了 4 个产妇，均母婴平安。老师发现我接生时将会阴保护得特别好，初产妇都没有撕裂，我也得到了万主任的表扬。老师还经常带我做大手术，我熟练掌握了妇产科常见病种、小手术操作流程，并对少见病种、疑难病例、高难度的手术操作有一定程度的了解和掌握，如剖宫产、难产、脐带脱垂、子宫肌瘤、宫颈息肉、子宫脱垂、宫外孕、功能失调性子宫出血、阴道炎、盆腔炎、附件炎、宫颈肥大、子宫内膜炎、不孕症、月经不调、盆腔包块等。上级医师每日查房，有疑难病例都会详细讲解该病的诊治原则及疾病的病因、病机、不同治疗的机理、疗效观察、最新进展，同时充分利用科内完善的主任查房、术前讨论、疑难危重病例讨论等制度指导我们学习。

李主任告诉我，要想掌握高超的医术，沟通能力也很重要。平时多学习上级老师与患者的沟通技巧、谈话方法等。

我离开妇产科后，转到了内科病房学习，掌握了心内科常见疾病的医学知识，如高血压危象、脑出血、脑梗死、风心病、肺心病、心力衰竭、心律失常等急症的处理，慢性病的治疗水平也逐步提高。我在临床上将上级医生的诊疗方案与书本知识相对照，不懂就问，水平提高很快。

第五节　马车上的产房

从县医院进修结束回到卫生所不久，就遇上一位孕妇难产，记得那是一个三伏天，天气闷热，黑云压顶。这时候，有个产妇要分娩了，我的同学着急忙慌地来找我，要我赶紧过去看看。听说他嫂子这次是生第三胎了，前两胎有难产史，他希望我赶紧去看看。我二话没说，背起药箱，提起消毒好的产包就走。其实我知道自己的药箱里也就一点消毒棉花、红药水、紫药水、强心针、宫缩针、止血针，真正面对难产患者，我心里是一点底都没有，真有点打鼓。

我和同学赶到离我们村不到一里路的邻村，到产妇家里的时候，邻村的一位接生员也在那里了。产妇在炕上哭得撕心裂肺，接生婆说："产妇肚子已经疼了一天了，就是生不下来，我都没有办法了，胎位不正。"

我一看，产妇身下放着一块发黑还带着补丁的接生布、一个洗脸盆，一把生锈的剪刀在碗里用酒泡着。我都担心产妇和新生儿会被细菌感染，引起破伤风、产褥热。但我不敢说，毕竟我只是个 20 岁的小姑娘，真要说临床操作技术，恐怕还不如接生婆有经验呢！我拿起听筒听到胎心过快，产妇也是非常疲劳的样子。我对同学和产妇老公说："产妇很危险，必须抓紧送公社卫生院，耽搁不得。我和接生婆都一起去，如果路上有什么紧急情况，我们也可以处理一下。"

她丈夫叫来一辆马车，把产妇抬上马车，送往公社卫生院。我和接生婆在马车后面跟着跑。马车走到半路时，突然闪电雷鸣，风雨交加，可能因为车子的颠簸，产妇的叫声越来越紧，产妇的宫缩更紧。车轴都被泥巴塞满了，车轮也陷在泥中，一动不动，停止了前进。我们只能把马拴在路边的一棵大树上，四个人把车子抬到树下，她丈夫和车夫拉着一块 3m 长的塑料布挡风遮雨，塑料布下做产房，用一袋给马准备的草垫在产妇身下当产床。消完毒，我打开产包，做了肛门检查，产妇的宫门已经开全了，我摸到了小孩的屁股，心里一惊，这个产妇的情况和我在公社卫生院培训时遇到的情形几乎一模一样，不见胎儿脑袋，只见胎儿的屁股。接生婆说这叫臀位，胎儿两条腿盘在一起，露出膝盖，这是难产妇女中情况最凶险的。想起赵老师说过，碰到这样的情况，不能将胎儿生拉硬拽，而要将孩子露出来的部位小心地推回去。我跪在马车上行接生术，接生婆也跪着按住宫底并使劲往下推。我按照老师教的方法，先将胎儿的半瓣屁股小心翼翼地推回去，用手紧紧堵住会阴，不一会儿，胎儿的小脚伸了出来，虽然全紫了，但我知道这样的生产顺序是对的。胎儿的脚丫出来后，我把他的屁股拉出来，再将胎儿转向一侧，一手往下一压，一手将胎儿的手和肩拉出来，再往上一提，双肩就都出来了。果然没过多久，胎儿的脑袋慢慢露了出来，再把胎儿的小脸朝下，胎儿的下巴就在产妇的耻骨上挂着，我用手托住胎儿下巴，一手按住颈部，不往外硬拉，而是再次轻轻地推进去，产妇又恢复了正常的宫缩，我向上一提再向下一压，又一阵宫缩时，胎儿终于生出来了。

孩子出来后全身发紫，不会哭。我一时心里有点发慌，及时清理呼吸道，口对口地进行人工呼吸，拍小孩的背部，但他还是不哭。这时候，接生婆根据出她久经沙场的经验，把胎儿头朝下倒拎起来，用力拍打他的屁股，孩子"哇"的一声哭了出来。这一招赤脚医生培训时教过，到现场却忘了。我忙着用消毒剪刀剪断脐带，包扎好后，把孩子用棉被裹紧，让他爸抱在怀里，接生婆不停地按摩产妇的宫底，我检查胎盘、胎膜是否完整。我给产妇注射催产素，她出血不多，宫缩很好。检查其会阴为撕裂Ⅱ度，我又给她缝了两针。

雨停了，马车在赶往回家的路上走着，接生婆筋疲力尽，浑身湿透了还给产妇擦汗。看着她粗糙的手在产妇脸上抹来抹去，看着母子平安的情景，非常高兴。我满脸都是水，有汗水、雨水，还有泪水。这是我第一次亲自处理难产，救活了两条命！同学和产妇的丈夫非常感谢我们，给我们两个一人一块毛巾，我们都谢绝了。只收了他两元钱接生费，交到合作医疗。

第十三章

村办制药厂

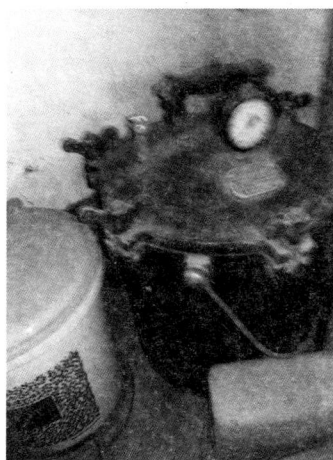

村制药厂的高压锅

1976年，我们在公社卫生院的领导下，开展土法上马，自制注射液。卫生所的队伍不断壮大，大队派了一名青年骨干张医生去公社卫生院学习了一个月，公社和大队配备制药的器材、技术都由他来负责。制作方法不简单，需要高压锅、蒸馏器、电炉子、三角烧瓶、过滤器、过滤球、蒸馏管、灌装器、石棉网、封口器等。我们第一次制的是黄连素，原料用的是公社医院发的半成品。开始先制蒸馏水，用蒸馏水灌满安瓿，不封口就放到高压锅消毒，开锅半小时后，取出安瓿，把水甩出安瓿，再把按比例配制好的2mL黄连素装进安瓿，再封口，消毒后贴标签。

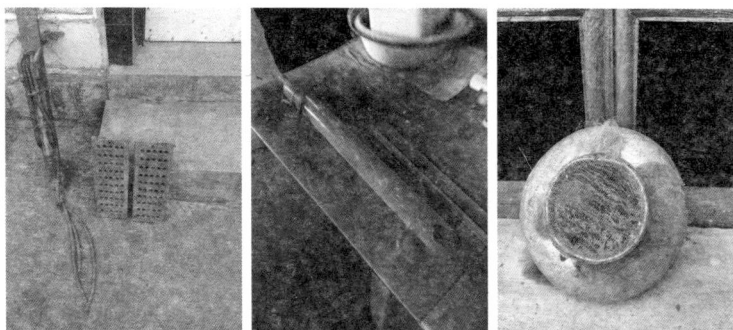

村制药厂的设备

　　我们按程序制药，每次制造一批药都非常麻烦。我的任务是装药和封口，药做好了要立即封口，要24小时不停地工作。让人最可怕的是最后一步，即人体试验。我们三个年轻人都是试验对象，药从高压锅里消毒好后，先在我们自己身上注射。注射时，我们先把强心针（肾上腺素）、尼可刹米、10%的葡萄糖、维生素C、能量、地塞米松、冬眠灵、非那根、输液器都准备好。先给第一个人打，注射30分钟后，看到第一个人没有不良反应，再注射第二个人，再等30分钟后，再打最后一个人。每次制药可能有1000多支，第一批黄连素做出来后，我们在临床上使用效果很好，也没有副作用。我们又开展做退烧的柴胡注射液、治疗呼吸道感染的鱼腥草，还有穿心莲、大青叶注射液，临床应用时都没有不良反应。这些药不但我们村的人用，外村的患者也受益，给合作医疗节省了开支，我们也受到了大队和公社医院的表扬。

　　年轻人都很有研究理念，我们又开始做胎盘组织液。有一天，我正在接生，张医生叫我把胎盘带回卫生所。我回去后他已经做好准备，那时候没有冰箱，只能当天就做，我守着产妇一夜没有合眼，顾不上休息，把胎盘清理干净，就开始自制胎盘组织液。不知道哪里出了差错，我注射上两支组织液的第二天，便开始发烧，注射的局部红肿疼痛，开始是用土豆片敷在患处，其他两人用这个方法将红肿治好了，可对我无效，烧也不退，最后到公社医院输了7天青霉素才退了烧，肿块没有化脓，但在我的臀部留下了永久的硬节。那时候我们都当试验品，现在想起来很后怕。

别小看土法上马自制的注射液，在当时可起了大作用。发烧的人用柴胡注射液，有炎症的人用鱼腥草注射液，得传染病的人用大青叶注射液，在临床上解决了当时青霉素、氯霉素、合霉素、庆大霉素紧缺的问题，防止流行感冒的暴发，也控制了很多的炎症、肠道传染病、甲肝、急慢性肠炎，解决了看病难、看病贵和缺医少药的问题。合作医疗的经费结余很多，合作医疗社也在发展壮大，几年的时间就由原来的两间破草房变成了新盖的六间红砖瓦房，有诊断室、输液室、制药室、妇科诊断室。我们的设备也不断增加，生活水平指数也大大提高。全村2700多口人一般都在合作医疗治疗，真正做到小病不出村、大病不出县。

第十四章

我的上学梦

第一节　卫生学校

　　1978 年 9 月的一天，我去临朐县卫生学校报道，这可是我梦寐以求的事情。上课地点在龚家铺，全县共 180 人，我们公社去了 5 个人。这次学习条件好，我们八个人住一个宿舍，睡的是木头床，但教室的桌子是用土坯支起来的，每个人都有小凳子。生活条件很好，每个学员一个月补助 12 元生活费，我们每天都吃白馍馍，每星期还有肉吃。这次系统教授各科临床知识及人体解剖的是马老师，他讲课通俗易懂，但没有标本室。中医是我最喜欢的课程，由马老师讲。生理、生化、内科是冯老师讲。妇科是霍老师讲。我们学习理论的时间是一年，以培训基层医生为主要目的，一年后在基层公社医院实习。这次学习使我感到很充实，也可以说我们是从实践到理论、从理论到实践的过程。这也是我们系统学习的大好时机。马老师的中西医结合课程讲得也很好，每次我都聚精会神地听他讲课。一次，他讲冠心病的中西医治疗时，教室外打雷下雨我都没有听到。我们班有一个姓井的同学，学习很刻苦，每天都坚持学习，教室里属我们两个学习的时间最长，她每一门课基本都是考第一名，我只有妇产科高出她几分。在学习生理、生化这两门课时，我听不懂的地方，都是小井给我补习，我才能通过考试。我处处以她为榜样，每天和她一起学习，所以进步很快，各课程的成绩也都是前几名。

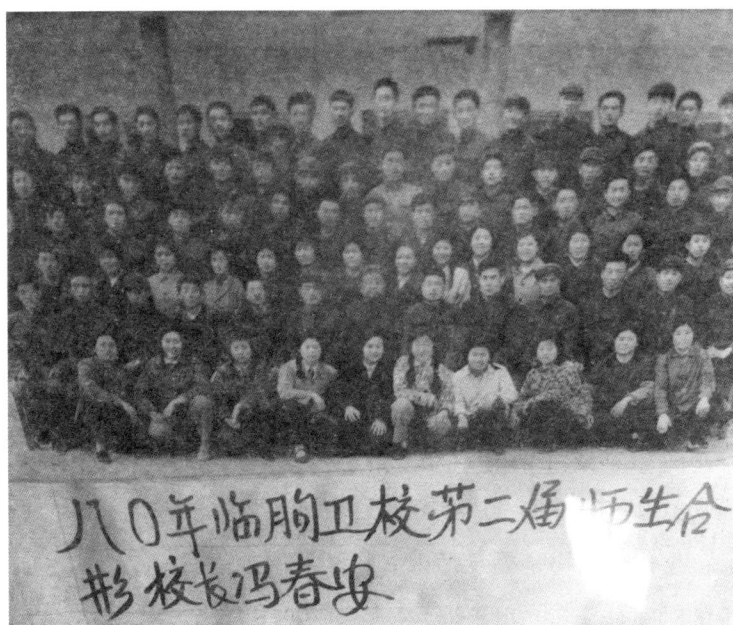

临朐卫生学校第二届师生合影

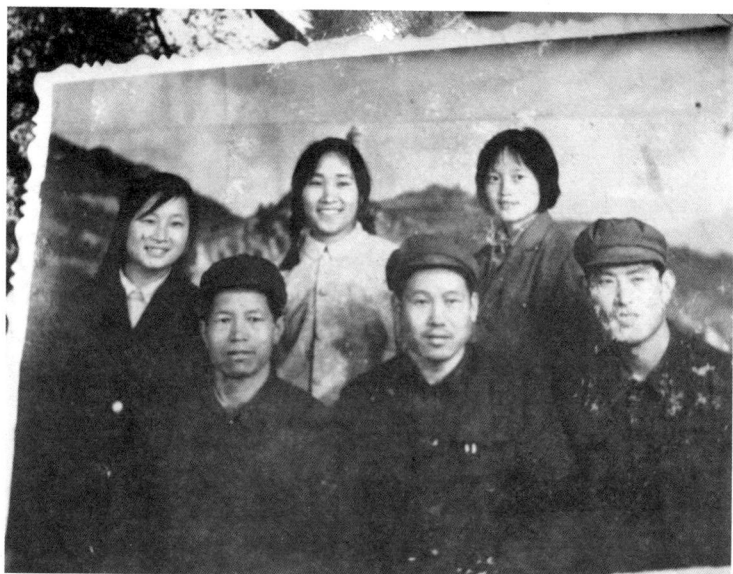

杨善公社全体学员

毕业后有的同学被分到公社卫生院，有的回到卫生室，他们都在工作岗位上努力工作。别小看我们这个班，它可是人才辈出，我们班上最小的同学是临朐县医院的党委书记杨同学，还有多名副主任医师、主任医师，有的是潍坊市的名中医，还有的被评为省级名中医，还有著名的军医、临朐县针刀专家童医生也是我的同学，他治疗颈椎、腰椎及各种关节炎在当地闻名四方。他和吕医生、高医生、马医生等在卫生室悬壶济世行医50年，是老百姓健康的守护人。

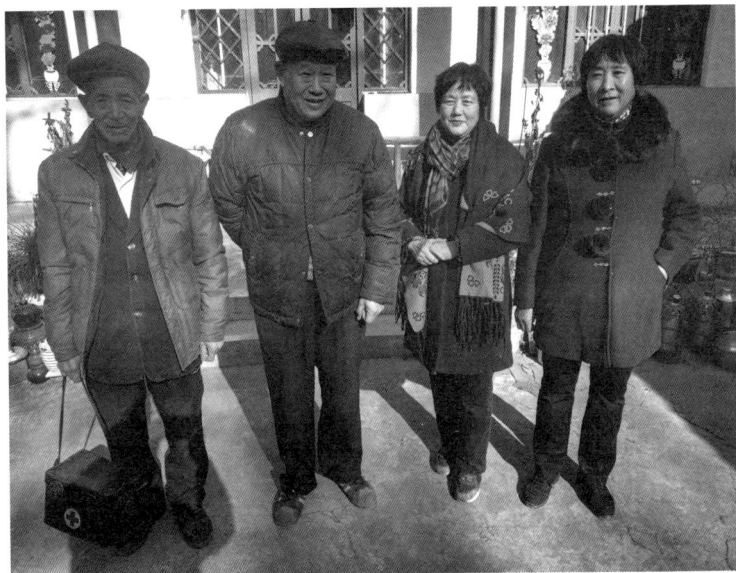

杨善公社学员 2019 年再聚

第二节　研究不孕症

农村育龄妇女不知道讲卫生，所以患附件炎、盆腔炎、不孕症的人较多，有的因不孕症导致家庭矛盾激化，有的导致家庭暴力、离婚、精神抑郁症，甚至自杀。面对这个局面，我开始研究不孕症的治疗，学习检查子宫复位，发现子宫后位引起的不孕患者，只要给她复位，就能很快怀孕。对慢性输卵管炎导致的不孕症，可以根据辨证论治用四物汤加减，还可用自制四制香附丸。另外，中西医结合注射胎盘组织液，红花30g、当归 40g 泡酒，自制当归丸、德生丹等，治疗不孕症的效果也很好。

有一个 39 岁的不孕症患者是五井公社人，结婚 15 年了，不生孩子，她婆婆骂她断子绝孙，娶了这个媳妇倒了八辈子霉。三天一小骂，五天一大骂。她四处求医无果，在绝望中抱着试试的态度，慕名前来求治于我。她第一次走进卫生室时，面色微黄，两颧部长满蝴蝶斑，两眼略呆滞，精神恍惚，体形微胖，舌质暗淡，舌边有齿痕，苔腻，脉弦滑。其自诉经前两乳房胀痛，月经先后无定期，痛经，夹有血块，行经不畅。在县医院做子宫造影诊断为"双侧输卵管堵塞"。妇科检查显示子宫大小正常，子宫后位，活动欠佳。我尝试给她子宫复位，但第一次失败了。我诊断为附件炎，证属肝气郁结，痰阻胞宫。治法：疏肝理气，化痰调经。处方：逍遥散加丹参、半夏、郁金、蒲公英，7 剂，水煎服。口服当归红花酒，每次 10mL，每日 1 次。注射胎盘组织液，每天 4mL。她婆婆说大医院都看不好，找一个赤脚医生白花钱。她服 7 剂药后，痛经缓解，月经来潮时血块减少。经后 5 天，我给她子宫复位成功，又给她服四制香附丸，注射胎盘组织液。第二次月经来潮与上次只隔了 28 天，无胸痛、血块、痛经，续服当归丸、德生丹，她看病一共花了 13 元钱。第三个月后复诊，其诉月经 40 天未来，伴有头晕恶心，妇科检查显示孕 40 天。10 个月后，她生了一个男孩，孩子过百天时，他们家的人在我们村摆酒席，让孩子拜我为干妈（当时我刚刚结婚）。

嵩山水库离我们家有 60 多里路，这里有一个 30 岁的妇女来卫生室找我，她边哭边说："我已经流产了 5 个孩子了，一般怀孕 50 天就会不明原因流产。"我望诊发现患者面色发黄，舌质淡，舌体胖，边有齿痕，脉沉无力。问诊得知她在 23 岁时人工流产过一次。查其子宫大小正常，子宫前位，活动正常。患者月经周期 28 天，无痛经，色量正常。诊断为习惯性流产，属脾肾两虚型，治宜补脾益肾。处方：四物汤加麸炒白术、党参、龙眼肉、山药、巴戟天，7 剂，水煎服。人胎盘 1 个，瓦上文火焙干，研末服，每天服 6g。后来有一天，我们家门口来了一个人，原来是这个患者的丈夫。他牵着一头毛驴说，他媳妇已怀孕 40 天，接我去他家看看。我骑着毛驴，走在山间羊肠小道上，翻过一座又一座山，一直走到月亮挂上树梢才到他家。两间茅草屋坐落在嵩山水库旁边，他媳妇见到我就一直流泪，拉着我的手久久不能放开。在给她四诊合参后，我开了处方。用南瓜蒂研末，每天服 10g，一日 3 次。黄芩 10g，麸炒白术 12g，黄芪 30g，续断 10g，桑寄生 30g，甘草 6g，7 剂，水煎服。7 天后，她丈夫还是骑着那头毛驴来卫生室，告知我胎象一切正常。我在上方的基础上加砂仁 12g，研末，嘱其每日服 3 次，每次服 10g。她服了 3 个月后停药，我便嘱咐她一定要卧床休息 3 个月。后来她足月产下一女婴。

从此，五井、嵩山、南麻、尧山、城关等前来求子的患者，络绎不绝，我又成了一名妇科大夫。

第十五章

黄土高坡 30 年

第一节　巧治柿石病

1982 年，我带着不到 2 岁的女儿慧卿随军来到当时全国最穷的地区之一——甘肃定西县，这里条件很差，来这里不久我就到友谊路一家卫生所打工。这里的老百姓很喜欢中医，虽然是一个卫生所，但来就医的患者很多。

一天，我在诊所坐诊，对面宾馆的一个老板急急忙忙地跑过来，大声喊："大夫，快给我们店里的一位住客看下，她吃不下饭，一吃就吐，已经两个月了。她从医院回来，倒在床上就哭。"原来这个患者刚从医院做了胃钡餐回来，报告单说她胃里有个包块，她和儿子就都吓哭了。我问她做病理化验了没有，她说："做了，但医生说可能需要手术。"我听了觉得很奇怪，有包块，但化验血、癌细胞指标都没有异常。我给她做了简单的望、闻、问、切，了解病情。呕吐初起是两三天吐一次，继则越吐越密，到后来则成了朝食暮吐，每天必吐，进展为饭后即吐，吃不下饭了。因为她的胃肠功能紊乱，无论吃什么，喝口水都会吐出去，怎么治也治不好。患者虽然进食就吐，但小腹隆起，面色微黄，舌体肥胖，有齿痕，舌苔白腻，脉弦滑。我又详细看了一下钡餐造影，这时我突然想起老师给我讲的柿石的故事。

那是一个晚上，卫生所有人来送柿子，我们当时有三个人在场，我早就对柿子垂涎三尺了，不管他们怎样看我，我吃了一个又一个。老师说："柿子虽好吃，但不能空腹吃，空腹吃了后在胃和肠子上会出现柿石症。时间长了，胃和肠子就会形成包块。"

他又讲到，1940 年的时候，我们村里有一个青壮年参军打仗，后来在战场上牺牲了。他的孩子刚满 1 岁，妻子才 25 岁。过了几年，有一天，年轻的寡妇感到肚子不舒服，并且自己摸着有几个包块，渐渐的，她的肚子也变大了，左右邻舍都避着她，甚至有人说三道四，很多人都不理她，她一度产生想死的念头。她来到我们家药铺，家父详细问过她，得知过中秋节时，她看到别人家的亲人都回来高兴地过节，自己家里冷冷清清，于是她和孩子抱头大哭。她嫂子送来了一碗猪头肉和柿子，吃完后就开始腹痛、干呕，小腹部胀气，排便困难，夜间肚子经常咕噜咕噜地响不停，晚上她就摸着肚子里有疙瘩。这段时间腹胀、连续呕吐，像怀有六七个月身孕似的。她哭着说："大夫，我向您保证，虽然孩子他爹不在了，但我没有干任何见不得人的事。"家父一个人在药铺里走来走去，自言自语地说："大哭一场，思虑伤脾，脾虚生痰，又加上吃的猪头肉、柿子……"突然，他高兴地说："有办法了！"他马上叫来患者说："你的病有救了，你空腹吃柿子，又加上猪头肉是生痰之物，这样痰湿互结形成痰核，久则成瘤。你不要想三想四的，带着孩子好好过吧，看着孩子长大成人。"这时家父又详细地给她望、闻、问、切。处方：二丑三钱（捣烂），三棱三钱，胆南星三钱，莪术三钱，党参九钱，麸炒白术九钱，大黄二钱（后下），甘草三钱，玄明粉二钱（冲服），水煎服。用三两黑木耳煮水，冲服中药。3剂后，患者告知服药后肚子一阵一阵地痛，便出很多的黏痰，肚子感到很舒服。家父在上方的基础上加生姜三片，大枣三枚，又开了5剂。3天后，患者每天大便黏稀、色黑，每日3~4次，腹部胀气减轻，7天后症状消失。

这件事既还了寡妇一个清白，又救了一条人命。我心想，难道当前这个患者也是柿子惹的祸？患者又告诉我，她吃了柿子以后，开始出现腹痛、呕吐，这又让我深思一番。第二天，我看到患者痛苦的样子决定试一试。处方：二丑三钱（捣烂），三棱三钱，莪术三钱，大黄二钱（后下），党参九钱，竹茹九钱，生姜汁20mL（冲服）。然后将二两黑木耳用无根水文火煮1小时，此时水量约有500mL，取少量黄酒做引子，水煎服。患者服下药后没有呕吐，只觉得腹中有响声。第三天开始胃痛，但感到腹胀好转。第五天后大便中有黑黏液，我又在原方的基础上加玄明粉三钱（冲服），党参改为人参三钱。那一天夜里，患者痛得在床上打滚，我心里也没有底气，非常害怕，她一夜大便无数次，我不断地给她人工补液。到凌晨3点时，患者突然大叫起来，排出大量黑稀便（黏液），其他症状消失了，病愈了。

第二节　艰苦的巉口卫生院

在定西地区卫生处李处长的介绍下，我来到定西县巉口卫生院报道。我走到医院门口，看见墙上写着"把医疗卫生工作的重点放到农村去""救死扶伤，实行革命的人道主义""除四害，讲卫生""得了疟疾，快找防疫员"等宣传标语，这给我留下了深刻的印象。

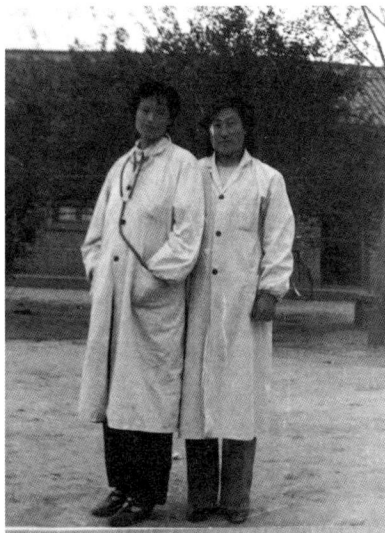

甘肃省定西县巉口公社卫生院工作照

医院是一个大院，都是简陋的民房，有三排砖房，员工一共有十几名，其中有 6 名医生和 1 位护士，医生中有 2 位是主治医师，他们有 2 名是工农兵大学生，3 名是从卫校毕业的。砖房的中间一排平房是门诊室、内外科、放射科和药房，后排是病房仓库和医护人员的住所。医院共有 8 张病床，都是木板床，床上的被子分不清颜色，环境卫生也不好。看病只有听诊器、体温计，最宝贵的是一台 X 光透视机，没有化验室。院子中间有一株黄色玫瑰和一棵樱花树，离树不远的地方有一个水泥台子，北边有一个用纱网罩着的下水道，天一下雨，全院子的水都流进水窖，这可是供全院职工喝水的宝井。井上面有一盖子，锁着一把大锁，每天早上后勤人员把锁打开，每人一桶水，都打完后，再锁起来。我们娘俩生活在这里，每到下雨天，职工都把家里的大锅小锅、大盆小盆、大碗小碗，甚至尿盆、易拉罐都拿出来放在屋檐下接水，每次下雨我就能痛痛快快地洗一次脚。听说当地考察公社干部时，要看一个干部是否清正廉洁，就是看他一年洗几次澡，如果一年洗 10 次澡就是腐败。我走进院长办公室，张院长穿一身蓝色中山装，衣服早已洗得发白，衣领都磨破了，用针缝了，两膝盖还补着补丁。他面带微笑，对人亲和，性格开朗，平易近人，对人热情。他的办公室很简陋，摆放着一张紫红色的老式三斗桌，还有一个文件柜，柜子上镶着玻璃，里面放着医学书籍、文件和资料。墙上贴着《毛主席语录》和各种卫生宣传画、人体解剖图、卫生防疫工作图表等。

　　我是第一次面试，院长带着我到病房里查房。院长叫我看一位住院的风疹患者，他全身遍布着一片片的红疹，瘙痒难忍，面色黑，印堂处发红，舌苔黄腻，脉浮。问诊得知患者在一个月前因修家里的水窖受了阴潮，从那时开始就四肢无力，全身瘙痒，尤其是双下肢瘙痒最严重。服了中药、西药效果都不好，家里的钱也花光了。我给他四诊合参，诊断为风疹，证型为湿热侵袭。治宜祛风化湿，补血止痒。处方：当归 10g，苍术 12g，薏苡仁 30g，黄柏 12g，牛膝 30g，防风、蝉蜕各 12g，钩藤 10g，金银花 15g，栀子 10g，甘草 6g。3 剂，水煎服。患者服药 3 天后病情好转。

　　面试通过后，院长说："我们医院打破了严格的医疗管理制度，推行的是分科不分家，医护不分家，医生会看病也会静脉穿刺，护士的活医生也要会干。每个医务人员都是全科医生，哪里忙大家就一起往一个方向冲，医疗卫生保健服务的机构提供给老百姓的是基本医疗、公共卫生服务。"我在医院工作一个月，喝窖水，天天吃萝卜、土豆、小白菜，连西红柿、黄瓜都吃不上，身体透支严重，后来产生了离开的想法。

第三节　"六二六"医疗队精神

　　院长发现我想离开这里，他和我长谈了一次，语重心长地对我说："在十几年前，为了落实国家'六二六'指示精神，我们这里来了一批北京、兰州等地的医疗队。"说着便拿出一个装着血压计的盒子给我看，说："这就是北京医疗队带给我们的，我们一直保存着作为纪念。"

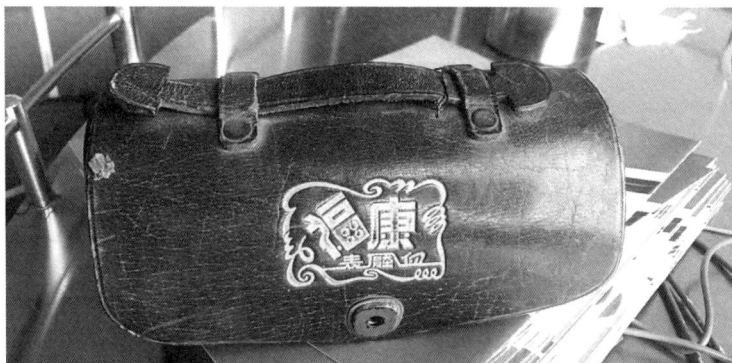

北京下乡医疗队支援巉口医院的血压计

"在我们医院有管大夫、姜大夫和安大夫，那时我们公社卫生院的医疗设备也十分简陋，只有简单的血压计、听诊器、体温表，很多情况只能凭临床经验诊断和用药。唯一足够的是每人都有一个出诊箱，靠着它，我们走遍公社坑坑洼洼的泥泞小道，为贫下中农送医送药。当时条件虽然艰苦，但我们还是集中治疗了大批的患者。疟疾、流脑暴发流行的时候，处在第一线的公社卫生院也发挥了不可磨灭的作用。公社卫生院能解决农村一些常见病与多发病，静脉用药是最必须的，但当时医、护、工一条龙，没有供应室，连水源也得不到保证，我们就自力更生。如果新的输液器具重复使用，我们用烧开的水消毒，用纱布过滤，再煮沸，然后将橡皮管与玻璃滴管连接起来，冲洗、包装后，用铝锅高温消毒。因此，那时得医源性传染病的概率也很高，液体反应时常发生。简陋的乡村卫生院对于缺医少药、家境贫寒的农民而言，有很大的帮助。"

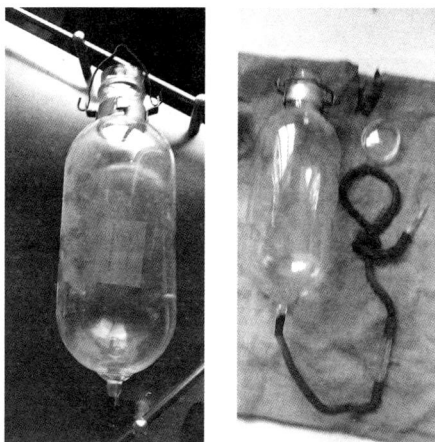

20 世纪 80 年代病房输液的工具

他继续说道："1970 年的一个深夜，公社卫生院收治了一位重病的老婆婆。由于她病得太重了，在抢救中有一位是从北京大医院下放的姓关的医生，他感到这个老人死得蹊跷，于是命令全员都要隔离，参加抢救的人员都要穿隔离衣，并命令关闭医院大门停诊。他来公社卫生院之后，兢兢业业做好自己的工作，用自己扎实的理论知识和丰富的临床经验，服务于劳苦大众。他凭着自己的临床经验给老婆婆做了初步诊断，称患者死于白喉。白喉是当时卫生部列出的 26 种烈性传染病之一，如不及时控制住疫情，后果不堪设想。关医生立即果断地骑着自行车跑了40里地，顾不上个人安危，与县防疫站的领导联系，县防疫站马上派人送来消毒药品，并向县卫生局汇报此事，卫生局领导立刻责成县防疫队，防止疫情的蔓延。到了第二天，这个村一共几十户人家就有两个人死于同样的病。烈性传染病已经在小村庄里肆虐，公社安排人封闭小村庄，禁止人员出入，严防疫情蔓延。经过了十余天的紧张工作，疫情终于控制住了。小村庄没有再继续死人，最为关键的是，疫情没有在周边村庄发生。小村庄位于大山深处的小山沟里，周边人烟稀少，大山形成了天然的屏障。定西县人民真的要重重地感谢'六二六'医疗队，更要感谢最先报告疫情的那名关医生。关医生对人和蔼可亲，看病也极其认真。他到这里五年了，和农民相处融洽，附近谁家有大病小事，都会请他喝酒。他的医术不错，十年后的今天，老百姓都非常想念他。"

张院长又讲，生产大队有一位肠梗阻患者，因为在家耽误太久，来公社卫生院时人已深度昏迷，高烧，生命垂危。当时兰州下乡的姜医生组织了一支手术队，立即组织医护人员全力抢救，把患者抬了进手术室，当时已是夜半三更，姜医生一声招呼，全体工作人员一个不落的全部起床，一边穿衣服一边走出宿舍，以最快的速度来到了患者面前。姜医生是个远近闻名的资深外科大夫，是兰州大学医学院毕业的，号称姜一刀。打开这个患者的腹腔后，发现他已经肠穿孔，切除肠梗阻导致的部分坏死肠道的时候，满腹腔都是粪便，要一点点地清洗。

他说："只要还有一线希望，我们就得百般努力！"就这样，他们经过 8 个小时的奋力抢救，把患者从死亡线上拽了回来。二十多天后，康复出院的患者高兴地说："我命大，没死！要不是姜医生救我，我恐怕早就见阎王了，哈哈！"

我听完后流下了感动的眼泪，姜医生等一代医疗队，靠自己高超的医疗技术、深情的济世情怀、闪光的资历阅历，使巉口公社卫生院由小到大，由弱到强，成为在全县乃至全地区有名的公社卫生院。这在当时那个年代属于素质比较高的团队，风气很正，大家工作热情都很高涨，到了不分上下班的地步。1989 年，当时的卫生部部长前来视察巉口卫生院的工作，对张院长及全体职工嘘寒问暖，并对防疫和妇幼工作做出了高度评价。

2013 年我回到巉口卫生院，随着国家的投入和定西市卫生局的支持，巉口卫生院发生了翻天覆地的变化。平房已无踪影，展现在我眼前的是靓丽的楼房。那颗樱花树也不在了，更不用谈那个水窖了，大家都用上了自来水。医院已拥有职工40 余人，床位 20 张，成了医疗、预防保健、计划生育为一体的一级甲等卫生院。当年刚中专毕业的王医生已成了中医副主任医师，他擅长用埋线疗法治疗腰腿痛，引来了很多患者。医疗设备也从以前的"老三件"变成现在的血球仪、自动生化分析仪、彩超机等，基本解决了"看病难，看病贵"的问题，使患者能享受高级别的医疗服务。

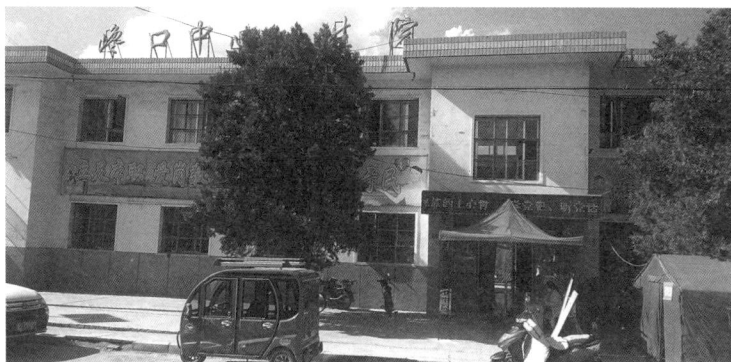

现在的巉口卫生院

第四节 防疫工作

这里患地方性甲状腺肿的人很多，患有该病的女性生育的孩子，有的脑发育不良、智力残疾、肢体残疾、语言残疾。我们的工作就是要杜绝残疾儿童的出现，努力提高人民的健康水平。在老一代医疗队的精神鼓舞下，我们全身都是力量。经常有农民翻山越岭来请我们出诊，没有医生嫌远嫌累，只要有患者叫，我们背上出诊箱就走。如遇到流行病暴发，医务人员就全体出动，把预防药品送到农民手中。我们还帮助合作医疗工作，到学校接种疫苗，发小儿麻痹糖丸等，尤其是对得了疟疾的患者，坚持"送药到手，看服到口，咽了再走"，不让患者留药、捎药、多吃或少吃药。我还经常跟随防疫小分队，穿着白大褂，带着一群人，检查灭蚊、灭蝇、灭鼠和环境卫生等工作。

儿童疫苗的接种工作需要深入农村生产队，我们每一个人包一个生产大队，逐户完成这些工作，我顺便给妇女们普及经期、孕期、产期的卫生知识。对我来说最大的困难是摸底，由于地处山区，有的人家超生孩子，怕罚款，就把孩子送到亲戚家养着，捂着不说新生儿的情况。为了不让一个孩子漏种疫苗，我跑到学校向老师打听，见了孩子就打听谁家有了小弟弟、小妹妹，为了不落下一个孩子，我就按时上门提供接种免疫服务。

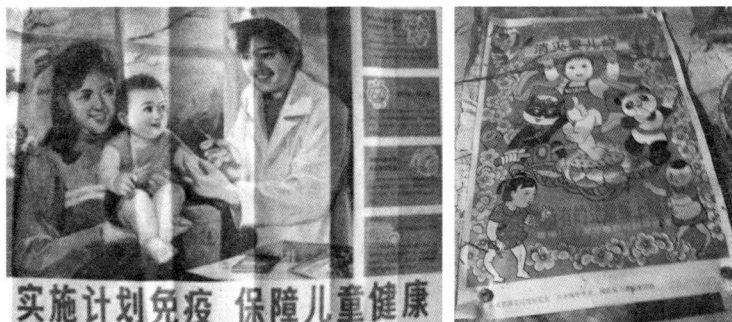

儿童保健

我建档建卡，记录着每个村每户人家每个孩子的接种情况，包括孩子的名字、地址、父母姓名、出生年月、接种时间、地点、疫苗名称等。农民们住得分散，一个村方圆几十里路，几十户就分散住在几条沟甚至几座山上，有时候一户人家距离另一户人家就几里路，要想一家不落，就得翻山越岭，我一个人背着防疫箱，步行在崎岖的羊肠小道上。为了不落下任何一个孩子的接种工作，有时候遇到刮风下雨，百姓们怕我翻山时滚到山沟里，过河时被水冲走，就把我留在他们家里住。有一次，我住在农民家的土炕上，被虱子咬得全身都是疙瘩，一夜都没有睡着。第二天还要赶路，当爬到山顶的时候，我往沟底下一看，突然头晕眼花，便摔倒了，还好被一棵红柳树挡住，才没有摔到几十米外的山沟。还有一次，全民接种卡介苗，防疫站、卫生院组织医疗小分队，要求不能漏掉一个人，我就把刚满一岁的小女儿留在邻居陈爷爷家，然后跟随医疗队出发。我们 6 个医生与其他工作人员一起，主要负责巉口、秤口、景泉、石峡湾公社的疫苗接种。巉口公社有 18 个村委会，122 个村名小组，总人口约 2 万，其他公社具体情况不详。

我们每到一个村，就以大队领导、妇女主任、乡村医生为骨干，白天在地头给社员接种，晚上堵在社员家里接种。人们开始不理解，人好好的，打什么针，许多人有了抵触心理。我们挨家逐户上门宣传，耐心讲解疫苗知识和作用，晓之以理，动之以情，不厌其烦地劝说，直到说服社员同意接种疫苗为止。有一次，我找到一个正在地里劳动的社员，从花名册得知他家有八口人，给他父亲接种后，他回家叫他妻子来，他们一个一个地来接种，我很不耐烦地问："为什么不把全家人一块叫来？"他羞答答地低下头，说："大夫，我们家就只有两条裤子，一条我儿子穿着上学，一条谁出门谁穿，我家内人穿着来接种，然后我家大女儿再来。"就这一家人，我们接种了一下午，这是一个真实的故事。以后我们每到一个村庄，百姓们对我们都很热情，各大队都安排社员就餐，他们把最好的饭菜端上桌，如山鸡、野兔、手抓羊肉、大骨肉、油炸馍馍、锅盔、拉条子，还有浆水面（甘肃妇女面做得很好吃），每天我们都能吃上香喷喷的饭菜，可是想要一碗水喝却非常困难。我们出发时每个人都带着解放军式的水壶，足够喝一天的。有一天在复查时，我们发现冯家庄二队有一家老两口，住在离村五里路的半山腰上，领导便派我去。我爬山到他家，一进屋就惊呆了。全屋四壁都是棕色的，里面最值钱的就是一口铁锅，炕上有一条发黑的被子，口粮是一堆土豆。家里只有老两口和一个十几岁的孙子，儿子在一年前出车祸去世了，儿媳改嫁。那老人对我们非常热情，从炕底下拿出烧好的土豆给我吃。我接种完，走出一里路后，心里还是非常难过，摸了一下口袋，发现还有5元钱，又回头送到他家，老人感动得直流泪，拉着我的手久久不撒开。我走出村时，太阳快要落山了，走到一条沟时，一只野狗向我扑来，一口咬住委中穴处，把我拉倒在地，我只好用双手抱着头和脸，它把80多斤重的我拖出一大节，我直喊"救命"。这时一个社员挑粪路过，他拿起扁担打跑了野狗，我的腿和手都被咬得直流血。天黑了，我一个人拖着受伤的腿走在山间，只有那狂风卷着沙尘打在我的脸上，我的眼睛、鼻子、耳朵都进了沙尘，我边走边哭，这时医疗队的同志顺着我去的路找到了我。回到家后，夜晚刚睡着就被今天的事吓醒。第二天我被转到兰州生物研究所，一位老教授给我诊断并注射了狂犬疫苗。

第五节　中西医结合抢救毒痢

我在医院上班的第 6 个月，定西暴发痢疾，医院到处都是患者，医院安排我和主治医师石大夫在发热门诊值班，每天都有 20~30 位患者。石大夫是一个有名的儿科大夫，当地很多人称他小儿王。那天正是农历八月十五，下午 2 点，一个中年男子抱着一个 5 岁的小孩跑得上气不接下气，一进医院的门就喊："石大夫，快救救我的孩子！"原来当日清晨他 5 岁的儿子突然发高烧，抽风不止，面色发紫，来医院时已经进入昏迷状态，呼之不应。当日的病历记录如下：

患儿，男，5 岁。

主诉：高烧、抽搐、昏迷，加重 40 分钟。

现病史：当天 10 时许突然高热，体温 39℃，无咳嗽流涕，无腹痛腹泻，呕吐，全身抽搐，四肢僵硬，双眼向上凝视，口吐白沫。

入院查体：体温 39℃，呼吸约 39 次 / 分，不规则。昏迷状态，呼之不应，面色灰白，口唇发绀，四肢末梢发凉。牙关紧咬，口腔无法检查。颈轻度抵抗。双肺叩诊清音。听诊无干湿性啰音。心浊音界不大，心率 140 次 / 分，听诊无杂音。腹平软，肝脾肋下未触及，双下肢无浮肿。双侧膝反射亢进。

诊断：中毒型菌痢。

石大夫凭着多年的临床经验，首先静脉注射山莨菪碱，儿童 0.5~1mg/kg，每隔 10~15 分钟缓慢静脉注射 1 次，直到面色好转或微红，四肢末梢温暖。纠正酸中毒，按代谢性酸中毒处理。他常用液体疗法，以及抗菌治疗。中毒型菌痢患者普遍存在心功能不全，抢救时必须注意保护心脏。增强心肌收缩力可使用毛花苷丙（西地兰）、毒毛花苷 K。小儿温盐水流动灌肠，或用葛根黄连黄芩解毒汤、白头翁汤，临床效果较好，大人患病口服上药效果也很好。

那时候卫生院只有一台透视机，没有化验的设备，石大夫凭着多年的经验抢救了很多小儿毒痢患者。每一个患者都先抢救，采用以静脉滴注山莨菪碱纠正微循环障碍为主的综合处理措施，患者基本上能转危为安。患者家属拿着大便到 40 里以外的县医院化验，化验结果和石大夫诊断的一样。等家属回到医院看孩子时，孩子已经脱离危险了。每一位出院的患儿家属都带着感动的泪花说："是你们高超的技术救了孩子的命。"有的家长把家里的羊杀了拿来感谢，张院长要求我们一律谢绝。一年后，卫生院来了一位 20 岁刚毕业的中专生王医生，她建立起化验室，她很惊奇地说："石大夫诊断病毒痢的正确率是 100%。"

在门诊经常遇到抽风的患儿，我都先掐人中，针刺迎香、印堂、攒竹、风池，再开中药服。有一次，门诊来了一位高烧的患者，抽风 20 分钟，医生抢救后还没有醒，当时我外出，回来后杨大夫急忙找我，说："魏大夫快来，孩子抽风几次了，这一次 20 分钟了都醒不过来。"最后，我针刺人中配合点穴使患者清醒了过来。那时候我治疗小儿抽风的较多，有小儿脑瘫、癫痫导致的抽风，还有诊断不清的抽风。

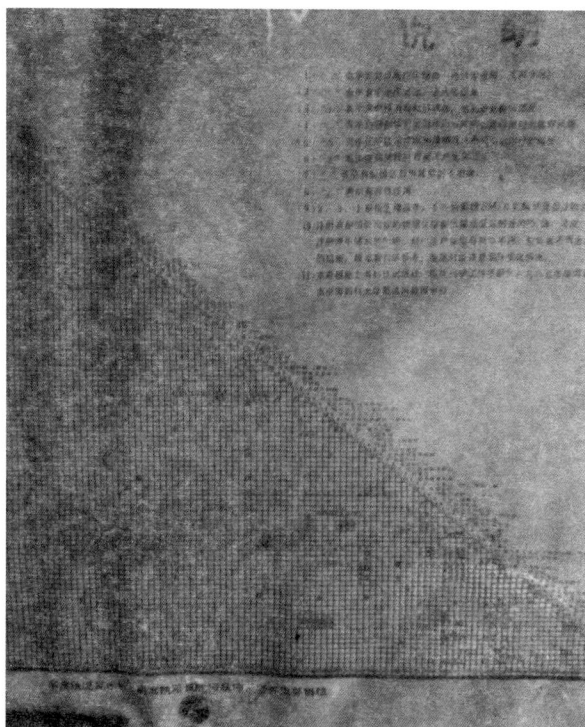

医院输液禁忌表

第六节 用萝卜练习小儿头皮针

巉口医院地处交通要道，加上有石大夫高超的儿科疾病治疗技术，慕名前来求医的很多，特别是小儿腹泻中度脱水、小儿支气管肺炎合并心衰及毒痢的患儿，有的患者还是从井泉、辛集、秤钩过来的。每天卫生院门前车水马龙，每天就有20

个扎小儿头皮针的，但最困难的是全院只有一个护士，这护士只有8小时在医院工作，晚上值班的医生最怕晚上有抢救的患儿，因为没有人给孩子输液，并且夜间没有交通工具，晚上没有公交车，我们离县医院有40多里路，只能把患者"死马当活马医"。在这种情况下，我既当大夫又做护士，我开始扎头皮针时，每次一连扎五六针才成功，我一边扎，患儿一边惨叫，孩子母亲就一边哭。我看见患儿的头上被扎得血淋淋的，难受得像有无数针尖刺扎我的心脏一样。

一天晚上来了一对夫妻，他们抱来一个10个月大的小女孩。小女孩患支气管肺炎，但来得太晚了。石大夫开好液体，可没有人会扎小儿头皮针，我们几个大夫轮流扎了十几针都失败了，没有办法，只能转院，家属抱着孩子走到半路，可怜的孩子就因呼吸衰竭而夭折了。几天后又来了一个老头，他步履蹒跚，拄着拐杖，背着一个3岁的孩子来到医院。孩子3天前腹泻，每天十几次，在卫生室服药无效，他家里没有人，儿子、媳妇在外打工，只有爷俩相依为命。老头步行了十几里路才赶到医院，此时孩子已经严重脱水，石大夫给他开出液体，但还是没有人能扎头皮针。院长叫了救护车，我护送孩子到了县医院，立刻就扎上了头皮针，输上了液体，很快孩子的口唇就由发绀转为红润。我想起那个因肺炎而死去的小女孩，就是因为这一针扎不进去而夭折的。

我在回来的路上思虑万千，决定当务之急是要学会小儿头皮针的操作。这一夜我耿耿难眠，自己想了个土办法，找了个萝卜，用黑线穿在萝卜上，再用纱布缝好，那黑线很像小儿头上的静脉，一有时间我就在上面练习扎小儿头皮针。这一招还很灵，练习时间不长，我给患儿扎头皮针就能一针见血了。别的大夫晚上值班，有重患者都叫我起来扎小儿头皮针，基本上我每天晚上都要起来给患者输液。不过，我值班时有需要急救的患者，各科的大夫也都积极帮我处理，特别是胡大夫，帮助我抢救窒息的新生儿。我们把很多患儿从死亡线上抢救回来，每每想起这些我都感到非常自豪。

我们医院的位置在公路边上，所以平时患者比较多。遇到需要抢救的患者，老乡们也愿意往这里送。那时嶕口医院算是实力较强的，来医院不久，我就兼任了手术室助手的工作，随之我又参与了结扎手术。在那间手术室里，我经历了很多台手术，在张院长和资深医生们的带领下，亲身参加了多少次救死扶伤，我都记不清了。

第七节　验方治疗产后大出血

我们卫生院只有一个妇产科胡大夫，但她去县医院进修了，领导就安排我兼任妇产科的工作。一天夜里，一个青壮年到医院叫我，给他爱人接生，他来的时候手里拿着一根木棍。我问他家住哪里，他说很近，看他着急的样子，我也没有多想，带上产包、药箱就上路了。在那漆黑的夜晚，我们翻过一座又一座山，爬上一座岭又一座岭，突然，我们在山坡上听见狼叫，吓得我毛骨悚然，青壮年告诉我："你不要害怕，不管遇到什么情况，紧紧抓住我的衣服，狼来了我用木棍打。"他从地上捡了些树叶，用打火机点起火，那狼见火就吓跑了。

我在天快亮时才到患者家。产妇坐在一个土炕上，上面垫了个土袋子，正大声地号叫着，我让她到床上卧着，检查时她婆婆坚决反对："我们这一带都是这样生孩子的，这是我上南山给她找的细黄土面，因为我们这里缺水，不用洗。"我生气地说："那我走，你们就自己接生吧。"但青壮年坚决要求我留下。我检查未发现异常，产程进展顺利，产妇于当日9点分娩一女婴，胎盘正常，无残留。注射催产素，会阴无撕裂伤。家里的人很高兴，这一切看似风平浪静，顺理成章，家里人早已将后山上打的山鸡和野兔端上桌，还有那我最喜欢吃的油馍馍，但刚要吃时，我看到产妇面色发黄，检查宫底已平脐，然而产妇宫缩欠佳，产后出血，我按摩她的宫底，她从阴道喷出大量血块，洒满土炕，墙上也有，我满视野都是血，但我知道有血块就要注射安络血、催产素，产妇还是大出血，阴道出血量也在增多，出现面色苍白、心率加快等低血容量表现。我深知这出的血带有血块，不是弥散性血管内凝血。我只能跪到炕上，紧握双拳，死死地压住产妇的小腹部，阻止其腹主动脉的血液大量流出。急中生智，我突然看到他们家的墙上挂着艾叶，便叫家属把艾叶炒成炭，又将产妇的头发剪下来烧成灰，水煎服。几分钟后血止住了，我又给产妇静脉推注50%的葡萄糖，口服生化汤。待母子平安后我才回家，此时我已整整工作了 24 个小时。

第八节　一个夜班

那是一个三九天的夜晚，飘着雪花，一辆满载 50 人的客车在七道梁翻到几十米深的沟里，那天晚上我一个人值班，突然听见有人大声呼喊："大夫，大夫！"我急忙从病房冲到值班室，看到有十几个外伤的患者，面对血淋淋的场面，我不知所措，稳定一下后才拿出手术包，为患者清创缝合，缝了一个又一个，也顾不上消毒，那天我不知道缝了几个人，总之满屋里都是血和哭啼的声音。这时药师周老师、放射科的小郭也过来帮忙，我们那一晚用了两箱生理盐水来清洗创口，忙着用夹板固定骨折的患者，办理患者转院手续，一直忙到晚上 12 点多。突然一个青壮年昏倒在地，量血压显示高压 70mmHg，低压 50mmHg，脉搏 120 次/分，他的瞳孔略扩大了，我心想："不好，是脏器破裂，急需转院。"但当时没有车，我只能拦截了一辆拖拉机，带着急救药品护送患者到县医院抢救。

在漆黑的夜晚，我借着手电筒的光为患者输液，我一手举着吊瓶，一手抓着卡车车边，注射三联针、止血针、测血压，经过 40 里的颠簸，终于到达县医院。患者被送进手术室，脾脏切除后保住了命。我突然想起，我的小女儿才 7 个月，一个人睡在家里，那时我的工资是 42 元，请不起保姆，只能每天上班把孩子送到邻居陈爷爷家，下班我再把她接回家。这一天陈爷爷外出，我值班，晚上就用小被子和布袋把孩子捆起来，让她一个人睡在屋里。我已离开她几个小时，她怎么样？饿了吗？是否把被子蹬了？她冻吗？该换尿布了吗？屋里还生着煤炭炉子，我当时忙着护送患者，没注意炉盖子是否盖好，千万别引起煤气中毒。我心急如焚，心想拖拉机怎么跑得这么慢。我到家一开门，在床上找不到孩子，我哭着在床底下找到了孩子，她已经冻得不会哭了，口唇发青，呼吸微弱，被子、尿布、大便、小便都冻在了一块。我只能把她抱在怀里，胡大夫、赵护士拿来暖水袋，用 4 个盐水瓶装上热水给她保暖，两个小时后孩子才恢复正常。第二天，孩子开始上吐下泻，发烧咳嗽，3 天后转入兰州军区总医院儿科，被诊断为小儿支气管肺炎，住院治疗。

1988 年，我被调入兰州残疾儿童康复中心时，孩子哭着不肯走，哭喊道："我要爷爷奶奶！"老两口也哭着说："我们舍不得孩子走。"这里的院领导、同事、乡亲们待我像自己的亲人一样，汽车开动了，我看到一个青壮年肩上扛着猎枪，提着山鸡和野兔，从送我的人群中跑出来，高声喊："大夫，我是山妮的爸爸，这是刚上山打的，以表我的心意。"坐在车上，我看到人群中有的拿着鸡蛋，有的拿着馍馍，还有的拿着清油送我，感动得我直流泪。我一直在想，甘肃人好，定西人更好，巉口的人们最好！

第十六章

兰州残疾儿童康复中心

第一节　第一次进病房

1987年，我调到兰州残疾儿童康复中心工作。康复中心位于兰州西郊的山沟里，在五泉山背后的八里窑，在山坡上屹立的两栋红白相间的四层大楼就是儿童康复中心。它始建于1950年，是在儿童基金会的援助下，经省市民政部门批准成立的，内设机构有康复部、教学部、生活部、办公室（三部一室）。兰州市残疾儿童康复中心也是兰州市儿童福利院，是全市唯一一家公办儿童福利服务机构，是全省规模最大、设施最先进、服务功能最齐全的残疾儿童康复中心，还是国家民政部确定的"脑瘫儿童康复训练示范基地"，孤残儿童护理员职业技能鉴定站和甘肃省民政厅确定的"全省孤残儿童救治康复示范基地"。兰州市残疾儿童康复中心（兰州市儿童福利院）设有140张床位，其中收养床位100张，康复医疗病床40张。主要收养社会上无依无靠、无生活来源、无家可归的三无儿童，负责省内脑瘫儿童的救治、康复、特教等工作。目前在院儿童共有 200 多人，其中残疾儿童占 90% 以上。有编制职工 94 人，具有初级、中级专业技术职称的医护、教育人员 25 名，其中副主任医师 1 名，主治医师 2 名，小学教师 2 名。兰州残疾儿童康复中心本着全心全意为孤残儿童服务的宗旨，突出软件建设，强化硬件建设，致力于全面提高孤残儿童的"养、治、教水平"。康复中心设有康复门诊部、内科、中医、儿科、针灸等科室。对残疾儿童采取综合性康复医疗手段，开展有作业疗法、PT 及 ST 功能训练、理疗、药物疗法、手术疗法、针灸疗法、按摩疗法、语训、音乐疗法、智力障碍教育等。目前康复医疗设备有学步车、球浴、巴氏球、滚筒、划船训练器、站立床、气垫椅等 105 件。

走进康复中心的第一天，院长带着我参观康复部，有康复治疗大厅，病房有 40 张。崔院长告诉我："我们康复部的主要任务是开展功能训练，有 OT、PT、ST 及残疾儿童跟腱延长手术、兔唇修复、足内翻纠正手术和普通外科手术，如胆囊炎、阑尾炎、胃溃疡穿孔及肠梗阻的手术等。"走到教学部，我看到有三十几个学生在上课，分了四个班，有的是孤儿，有的是残疾儿童。这些老师有的是盲文老师，有的教聋儿语训，还有讲正常课程的。到了生活部，我刚走到楼梯上，就有一股臭味扑鼻而来。走到二楼，我被眼前的一幕惊呆了，这里有 140 多名儿童，大部分是残疾儿童。院长走到每个病床前，他边查边告诉我："这是痉挛性脑瘫，这是手足徐动性脑瘫，这是软瘫，这是共济失调性脑瘫，这是唐氏综合征，这是脊椎裂，这是重度智力低下，这是孤独症，这是家族性截瘫病……”他一边查房，一边不断拿起手纸给那些流着口水的呆滞患儿擦鼻涕。保育员阿姨抱着那些傻孩子，嘴里喊着："乖宝宝，妈妈抱着你睡觉了。"孩子的口水都流在了她们的衣服上。有的阿姨给脑瘫患儿一口一口地喂饭，有的给他们处理大小便，有的带他们做游戏。在老师的安排下，四肢健全的孩子拉着肢体残疾的孩子。院长告诉我，这也是肢体康复训练。还有部分智商正常但四肢有缺陷的孩子，在老师的带领下学唱歌，他们中有的是兔唇，有的是语言障碍，有的是听力障碍，还有的是视力障碍。在一起唱歌真是什么腔调都有，院长告诉我这是语言康复训练。查房时间大约一小时，一股一股的臭味扑鼻而来，我一阵阵地想吐，但我忍住了。查完房，我头痛得像裂开一样，我和院长说我想休息一下，他告诉我："刚来这里工作的同志都有一个适应过程。我刚来时也不想在这里工作，跑回了原单位。康局长又把我叫回来，他说我们是共产党员，受党教育多年，现在党需要我们来救助这些残疾儿童，发展康复事业，需要我们研究出治疗脑瘫的成果。解决其给国家带来的重大负担，我们不能辜负党的信任和希望，再困难也要坚持下去，我就又回来了。我是1958年兰州大学毕业后到了兰州市第一医院，30年来一直站在手术台上，为响应党的号召，忍心放心手术刀，学习康复。"他接着说："再工作几天就好了，我现在非常喜欢康复工作，祖国需要我们一大批无私奉献的医务人员来研究发展康复事业，为国家减轻负担。"可能老院长看出我和他刚来时一样想走，才对我说这些话。最后，我被分配到康复组，分管患儿的医疗和功能训练。

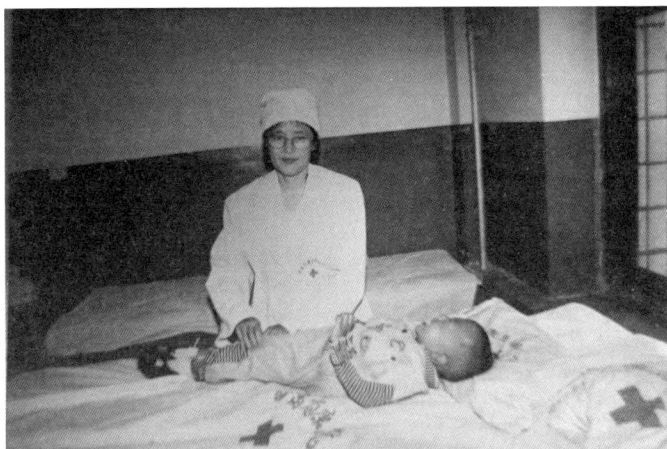

为残疾儿童做康复治疗

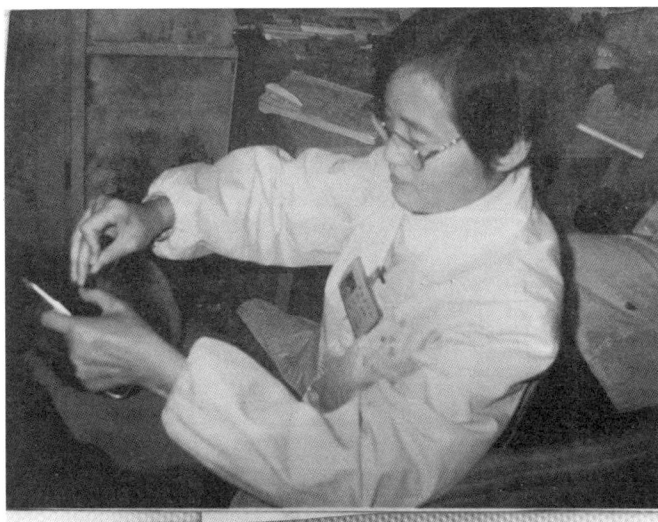

为残疾儿童做针灸治疗

第二节　民政厅长的希望

一次，有人问我："你调到兰州花了多少钱？"我说："一分钱没有花。我上班一个月了，还不认识调我的恩人，还没有见面，更不知道他家在哪里。"那人摇摇头说："你这人说话没有个准，不是好朋友。"

1989 年，借春节之际，我去拜访了饶厅长（经多方打听得知是他把我调来的）。我和丈夫忐忑不安地走进他家，30 多岁了，第一次见这么大的官，也不知道说什么好，心里一直打鼓。刚进家门，刘阿姨非常客气地接待我们，使我那根紧张的弦放松了。饶厅长坐在沙发上，身材微胖，黑乎乎的圆脸，微笑时显得更加慈祥，就像菩萨坐在那里。我感到他非常面熟，没有等我开口，他就说："小魏，我们有缘，又见面了。世界就是这么大，去年领导视察定西时，我突然腹泻，到巉口公社休息时，我去医院看病，你正在给一个不会说话的孩子聚精会神地针灸，我问过孩子的妈妈，她说半年前，孩子发烧抽风，但是出院后发现他说话不好，只能发单音。经过魏大夫的精心治疗，能叫妈了。那时我就想，你是个大有作为的医生。两个月前我去北京开会，接受你哥哥的采访时，你哥哥提到你在定西工作，夫妻分居两地，我说：'怎么这么巧，我见过小魏，她给我的印象很深，正好康复中心也缺这样的大夫。'你是按特殊人才引进调入中心的，你的学历低，在调动问题上也不是一帆风顺，我要的是你研究出治疗小儿脑瘫的新方法。"然后，他给了我一张 1987 年 12 月 7 日关于"全国残疾人抽样调查主要数据"的公报。

公报上说，经国务院批准，我国进行了第一次全国残疾人抽样调查，并由民政部、卫生部（现卫健委）、国家统计局、国家教委、公安部、财政部和中国残疾人福利基金会、中国盲人聋哑人协会等部门联合组成的全国残疾人抽样调查领导小组统一部署，经过两年多时间的充分准备，全国省、自治区、直辖市于 1987 年 4 月 1 日开始全面调查。现在我国 0~14 岁儿童人数是 3.075 亿，残疾儿童人数为 817.35 万，占儿童总数的 2.66%。817.35 万残疾儿童中，盲童 18 万，占 2.2%；聋童 116 万，占 14.2%；智力低下儿童 539 万，占 66%；肢残儿童 62 万，占 7.6%；精神病残疾儿童 1.4 万，占 0.17%；综合残疾儿童 80.7 万，占 9.9%。我国每年新生残疾儿童的数量也很惊人，据卫生部门公布的数据，全国每年新生缺陷儿 38 万，按每年出生 2000 万新生儿计算，出生缺陷率为 19‰。中国专家估计，从 1986 年至 1990 年，中国将有 400 万身体上和精神上有残疾的婴儿诞生。

他说："可以看出，预防残疾儿童是当前一个十分急迫的课题。某些先天性疾病不仅使儿童残疾，而且通过遗传影响后代，直接影响人口素质。宣传优生优育，杜绝近亲结婚和有遗传病的患者生育，降低出生缺陷率，是全社会应予以关注的大事，否则就会出现康复治疗一批患儿，却有更大一批残疾儿降生的现象，所以我每次去康复中心看脑瘫儿童时总是耿耿难眠。"

残疾儿童康复是通过中西医结合治疗和训练，帮助儿童能够最大限度地减轻缺陷带来的功能障碍，恢复或重建其缺失的活动能力、生活自理能力。残疾儿童给国家、家庭、社会带来了沉重的负担。饶厅长对我说："希望你刻苦认真钻研，让他们不会走的会走，不会说话的会说话，提高他们的听力、视力、智力。你要搞懂脑瘫的病因、病理，要早发现、早治疗。这是世界难题，你们一定要好好研究。"临走时刘阿姨给我们带了好多孩子吃的东西，并再三嘱咐我有什么困难要告诉他们。这使我深深地感到，饶厅长真是个好领导。我临走时写下了这样的诗句：

> 世界难题治脑瘫，
>
> 国家负担重如山。
>
> 下定决心功医关，
>
> 不破顽疾心不甘。

饶厅长看后，高兴地竖起双手的拇指说："我等着你的成果。"

后来，饶厅长去世时，前来吊唁的有几千人，我记得送花圈的就有五千多。大厅里的上联写着："与群众同心艰苦奋斗，任劳任怨。"下联："为人民服务勤勤恳恳，兢兢业业高风亮节永留人间。"横批："一生行好事，千古流芳名，饶凤翥千古。"

第三节　一个脑瘫患儿妈妈的哭诉

一天，我和往常一样坚守在病房值班，这个夜晚零下13℃，黑漆漆的夜间，刮着2级的北风，空中飘着雪花，地面上有些滑，人们都躲在屋里，大街上人车稀少。我查完房处理完患者，抱着一本书躺在热热的被窝里看书，一会儿就进入了甜蜜的梦乡。突然听到大门口有一小孩的哭喊声，我心想：哎，今天这么冷，还有狠心人抛弃孩子。我们每个大夫晚上轮流值班，捡孩子已经不足为奇了。于是，我披上大衣，拿着手电筒，朝着哭声奔去，在手电筒的灯光下看到一个纸箱子，里面有个孩子在撕心裂肺地哭喊："妈妈我冷，妈妈我饿，妈妈我怕，妈妈……"他挣扎着想站起来，可怎么也站不起来。我顺着他喊的方向望去，有一个黑影在蠕动，我一个箭步冲上去，抓住她的衣服喊道："你为什么抛弃你亲生的孩子？"那人垂死挣扎，我死死地抓住她的衣服不放，突然我们一起摔倒在雪地里。这一厮打惊醒了教学部值班的老师，他跑来抱起孩子，我们把他妈妈拉到值班室。娘俩冻得直打哆嗦，孩子尿湿的衣裤都结了冰，保育员给孩子洗热水澡并拿来棉衣服给他换上。我看到孩子冻得发青的脸已转为红润，躺在阿姨的怀里。我急忙给他妈妈倒了一杯热水，她喝了几口，哭泣声减弱了，开始和我说话："我因难产引起孩子新生儿窒息，患了缺血缺氧性脑病。一岁多了，不会走，但会说话，医院诊断为痉挛性脑瘫。此后我就踏上了这条漫长的康复路，我带着他去过兰州各大医院，输营养神经的药，吃中药，做过康复，到北京做过手术，术后需要长期康复。后经多家医院治疗，但他仍然不会走路，智力也差，狠心的丈夫提出离婚，把我们娘俩赶出了家门。我只能在娘家住，父母把家里东西都卖光了为他治病。哎！谁家养这么个孩子，有座金山银山都花光了。我带着他四处求医，因为照顾脑瘫孩子也丢了工作，花光了家中所有的积蓄，生活困难，家里倾家荡产也不见效果。我精神崩溃，我想到死，我想他是无辜的，送到康复中心留条活命，我再跳黄河结束我 28 岁的生命。"他妈妈哭，我也哭。她哭的是孩子的病治不好，我哭的是作为一个医生却没有办法攻破小儿脑瘫，心里感到内疚。

第四节　科研启蒙老师金安德

我埋头在图书馆、书店阅读查找有关小儿脑瘫的治疗方法，掌握病因病理、临床表现等知识，翻阅了大量医学文献，了解到西医所指的小儿脑瘫，在中医属于"五软、五迟、五硬"的范畴。

我一方面借鉴卫生室魏老师治疗小儿脑病的经验，另一方面向科主任学习康复训练方法。我的业余时间几乎都在图书馆看书。我在杂志上发现两篇文章：1986 年《中国针灸》发表的"针刺四神聪穴治疗病毒性脑炎后遗症 25 例疗效观察"；1986 年《浙江中医学院学报》发表的"针刺治疗乙脑后遗症10 例临床观察"。我反复研究这些文章，突然产生了一个念头：我们也要用中西医结合的方法治疗小儿脑瘫。在一次晨会上，崔院长主持，我大胆地提出了研究小儿脑瘫的问题，却引起哄堂大笑。会后有人说："井里的蛤蟆想吃天鹅肉。"也有人说："要搞科研攻破世界难题，真是异想天开。"一时间我快要被别人的口水淹死。

但崔院长坚定地支持我，他在大会上说："我们大家要有科研精神，提倡大家都要拿出研究方案。研究成功了，我们能闯出一条治疗脑瘫的新路。失败了，我们告诉大家这种方法是无效的。"他还跟我说："甘肃省针灸学会常务副会长金安德和我一起在马达加斯加援外 3 年，他的针灸水平在全国都有名，他马上要来我们医院合作搞针灸治疗截瘫，我和他谈一下收你这个徒弟。我想利用中医、针灸、手术、康复训练综合治疗脑病患儿，我们和省中医院一起研究治疗小儿脑瘫。"我高兴得不知道说什么好。一天，院长说："告诉你一个好消息，省针灸研究所所长金安德来我们医院合作开展截瘫针灸治疗了。我想和他商量一下你每天上午跟他学习，下午治疗患儿，你要好好跟他学习。"院长把我带到金老的办公室，在院长的支持下，我有幸成为金老的亲传弟子。

院长还说："金老在马达加斯加时，他的患者最多，受到了总统的最高嘉奖。他在国内外诊治各种疾病的患者达 40 余万人次，疗效显著。他在猴、犬、兔等 1000 多只动物上分别复制成多种人类疾病模型，进行针灸治病机理的实验研究，从而获得有重要意义的客观指标的分析。他还首先提出了针灸对机体生理功能紊乱、物质代谢障碍等具有双向调整功能，且有选择性和针对性的调整作用。金老开创的矩阵针法，是经过多年临床实践经验提出的一门实用有效的针法，它是以矩形列阵的法则，把针灸穴方布置成三维空间的框架形式以包围病理损害部位，并进行合理的针灸调治。矩阵针法的理论是根据中国古典医籍《黄帝内经》《针灸甲乙经》《针灸大成》等著作，运用宇宙方圆的时空阴阳规律展开的，进而探讨阴阳属性和阴阳按一定量有条件的组合，从而形成生物体及其生命形式。矩阵针法的理论基础除了宇宙、方圆、时空及其阴阳属性外，还根据现代生物全息论、现代数学、现代力学和古代阴阳八卦、子午流注理论定位取穴，针对病灶损害部位调治。矩阵针法的选穴以经络理论为主导进行，按'宁其失穴，勿失其经'作为法度，在人体部位的划分上，分为头颈、肩肘、腕手、胸背、腰腹、髋膝、踝足和其他八个部分，形成百余首矩阵穴方。如治疗外伤性瘫痪，要把督脉与膀胱经、任脉与肾经或胃经安排在立体矩阵的三维框架之上，就是把受损的脊髓部位搁置于矩阵的三维空间之中，即在损害部位的上下左右定穴布阵，形成治疗的阵地，以便合理调治。在学术上，矩阵针法坚持以针灸理论为主，不失针灸特色，还要广纳博采，汲取各家之长，从而使它成为具有中国特色的、科学的、实用有效的诊疗技术。"

金老说："小儿脑瘫，指从出生前到出生后的一个月内，因为各种致病因素导致的非进行性脑损伤综合征。主要表现为中枢性运动障碍及姿势异常，同时经常伴有不同程度的智力障碍、语言障碍、癫痫及视觉、听觉、行为和感知异常等多种障碍。"金老给我们科里的每一个脑病孩子查房、会诊，一人一个治疗方案。在治疗小儿脑瘫时，针对脑缺氧、脑缺血、脑发育不良，以及听力、视力、智力、语言、运动障碍等，涉及包围病灶部位的针刺选穴、布阵布穴的方法，具体如下：头部矩阵常用的穴位组合有四神聪、双颞穴、双侧风池；听力障碍加听宫、听会；视力障碍加鱼腰；语言障碍加哑门；智力障碍加神庭。痉挛性脑瘫用泻法，软瘫用补法。以醒脑开窍、补肾健脑、活血祛瘀、舒筋通络为治疗原则，最大限度促使病情减轻。金老说："小儿脑瘫是世界难题，需要一个团队长期刻苦、认真研究，在研究中可能会有失败，那就要继续研究，再从失败到成功。"

在针灸按摩治疗室，科室主任分给我四个患儿，分别叫党娟、党花、党亮、党育，他们一个是痉挛性脑瘫，一个是手足徐动性脑瘫，两个是脑发育不良性脑瘫。当我第一次看到那些各种各样残疾儿童时，心里有种不寻常的滋味，害怕、怜惜、痛心……

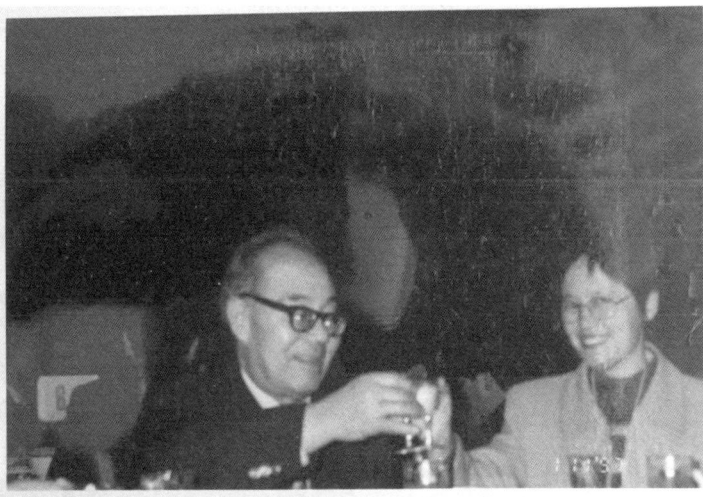

与金安德老师在一起

　　我抱起 3 岁的脑瘫患儿党花，她身上软软的，和面条一样，还伴有怪味，我立即将孩子放下，但孩子微弱的哭声触动了我的心，这是一个没有父母疼爱的生命啊！从那一刻起，我下定决心，不仅要做好康复工作，还要给残疾孩子做好妈妈，带给他们母爱。我一边向科主任学习康复知识，一边给孩子进行中医康复治疗。我和金老给四个孩子都制订了康复治疗方案。党花是脑发育不良性软瘫，要运用康复手法，每天在楔形垫练习头控，学习翻身、抬头、爬行。每天训练后，我还按照金老给每个患儿制订的矩阵穴方进行针灸治疗。党育是手足徐动性脑瘫，我给他训练单手支撑点，直跪直站，纠正足内翻、膝外翻。党娟有语言功能障碍，只能发单音，无头控，左侧肢体瘫痪，左手拇指内收，其余四指像鸡爪一样，左下肢尖足、

215

剪刀腿，我给她在楔形垫训练头控的同时用矩阵疗法，加哑门、大椎、合谷、后溪、通里。

有人问我："你认为党娟能走路吗？什么时候能站起来？"我回答："我觉得只要有百分之一的希望，就要付出百分之百的努力。"每天坚持康复训练、针灸治疗，帮助她每做一个动作都非常艰难，跌倒了再爬起来，每一个动作都反复教、反复练。每天针刺加艾灸一次。终于，功夫不负有心人，一年后她开始会喊"妈妈"了。党娟可以扶着助行器在院子的操场上走一圈。残疾孩子能生活自理，回归社会，这是我最大的心愿。

脑瘫孩子在刚开始康复训练的时候，不会坐也不会吃喝，大小便什么的也都不知道。党亮就是这样，最开始他每天训练时经常尿在裤里，我还要给他处理大小便。就这样，经过制订细致的康复计划，坚持进行系统的训练，每天给他针灸、捏脊、艾灸、压膝、整足、分髋训练，同时进行语言及认知能力的训练，效果明显。

党育当时仅能扶站，双下肢瘫痪，双足外翻，说话不能发出声音，饮食及大小便不能自理。3岁的智商相当于正常1岁孩子的智商，对任何事物都没有反应，喊他的名字也毫无反应。我们针对患儿制订了专门的康复计划，在金老制订的矩阵针灸处方基础上加智三针。经过我们两年多的艰辛治疗，患儿智商有明显提高，语言能力上已能组词。患儿能扶栏杆上下楼梯，可自己使用餐具进食。

　　望着孩子们那一张张笑脸，我们内心充满了慰藉，深深地感到自己离不开这些天真烂漫的可爱的孩子们。我将继续用行动让患儿得到最大程度的康复，得到尽可能多的关爱。

　　1990 年，金老指导金钰红和我在美国《国际针灸科学杂志》上发表"矩阵疗法治疗小儿脑瘫 20 例观察"，此后由金老作为指导老师，我开始主持研究针灸治疗小儿脑瘫的课题。

第十七章

我的大学梦

第一节　走进没有围墙的大学

我终生的遗憾就是没有上大学，我深感自己的知识欠缺，加上那次晨会，让我的心在流血。因为学历低，上班时我经常觉得在大家面前抬不起头。那时国家提倡知识救国，开展多种途径学习。

一天，我有一个姓吕的老乡，时任甘肃省高等教育自学考试委员会军代表，他告诉我一个好信息，那就是甘肃省 1989 年开始中医自学考试。这条信息圆了我上大学的梦，也改变了我的人生之路，才使我走到今天。当天我就根据他提供的地址，去了甘肃省自学考试办公室，办公室在闵家桥，我到时他们已经快下班了。三伏天里，我站在那里等着工作人员 2 点上班。工作人员告诉我，已经考过一次试了，下一学期开考的有方剂学、中药学，我一口气报考了两门，并且报了辅导班，那时一门辅导班收费 60 元，相当于我半个月的工资，我把所有的书都买上了。晚上，我把每一本书都抱在怀里，抱起这本，放下，再抱起那本，激动得热血沸腾。我想，学习的机会已错过，学习的时间绝不能放过，路再坎坷我也要闯过去。于是，我和女儿一起背上书包走进学堂。我们周一、周三晚上上课，周六白天上课。我上课时，遇到最大的困难就是交通不便，从八里窑到甘肃中医学院（现甘肃中医药大学）有 30 里路。每天一下班，我就提着一瓶矿泉水，拿着一个干馍馍，背上书包，坐着医院的班车往学校赶。等到 9 点半下课，那时没有电动车，更没有招手即停的汽车，只有公交车，但 8 点就停运了，回家成了难题。下课后，有好心的同学用自行车带我一程，但到了中山林，就需要我自己走一个大山坡，再越过 1500m 的山洞才能到兰州军区司令部，山洞里有来回穿梭的军车，非常危险，我回到家基本都是晚上 11 点左右。如果遇上雨雪天气，我经常摔得浑身都是泥。有一天零下 18℃，下着大雪，我一连摔了 5 次跤，膝盖都流血了，我不想学了，觉得太难了。这时，父亲的声音在我耳边响起："孩子，学医治病救人。"我便咬着牙又出现在教室。

给我们讲方剂的老师是甘肃中医学院（现甘肃中医药大学）的侃老师，她讲得特别好，我每次听课都把老师教的内容一字一句地记录下来。一次下课后，我发现教室外电闪雷鸣，下着瓢泼大雨，上课时居然没有听见，老师说是因为我学习太投入了。我给自己立了个规矩，每天回家后要把老师讲的重点写在小纸条上再睡。我们一家人住着不到 40 平方米的房子，那时我怕影响家人休息，只能躲在壁橱里写，第二天我在上班的路上复习，坐在车上学习，等车时学习。我有时走路时会碰到电线杆上，有时候坐过了车站，还有时上错了厕所。

有一次，我们全科开会，我坐在那里，大家都用一种奇怪的眼光看我，有的还捂着嘴笑，心直口快的倪大夫说："魏大夫，你怎么穿着一只红袜子，一只绿袜子，是给哪个厂家做广告吗？"我这才发现自己穿错了袜子，连忙说："对不起！我起来晚了，顺便抓起就穿，没顾上看。"她说："你学习太苦了，顾不上修饰自己。"谢大夫说："读书如爬山，爬山必有难，难中必有苦，苦中必有甜。"这是同事们对我的鼓励。第一次考试，我两门课的成绩都是73分，第二次也顺利通过了考试，这对我来说是最大的鼓励。

第二节　八里窑山洞中的"疯女"

有一天上课回来，我走到山洞中间时，突然停电了，山洞里一片漆黑，只有借路过的军车才能看到灯光，我突然一脚踏在一个软乎乎的东西上，弯腰一摸，竟是一个遭遇了车祸的死人，吓得我边跑边叫，跑出了山洞，还摔了几跤。第二天，我鼻青脸肿地去上班。从那以后，我每次走进山洞总觉得毛骨悚然，总感到脚底下有东西。有个同学告诉我，你一进山洞就唱歌，我觉得这个办法很好。于是，我走进山洞就大声唱歌，由于我五音不全，唱出来的歌是南腔北调，但在山洞里可以让我忘记害怕。这可让哨兵心惊胆战了，军区大院从此传出"洞内有邪气，有怪声，有疯女人"的传言。真是谣言四起，传得神乎其神，大部分人都不敢走山洞了。一天，我刚走出洞口，有个认识我的哨兵就大声喊我："魏大夫，你胆子真大，敢走山洞，里面有邪气，把我们哨兵都吓得不得了。"我只能出来辟谣，写了辟谣通知。

大家好！因为本人参加甘肃中医学院的自学考试，每天晚上下课回来走山洞，黑漆漆的山洞独自一人走害怕，只有通过唱歌来缓解紧张气氛。没有邪气，没有怪声，更没有疯女人，谢谢大家的谅解。

魏玉香

1991 年 12 月 16 日

我把它贴在洞口旁，从那时起，不管熟人、陌生人，只要看见我走在洞内，都自动停车让我上车。一次我刚进洞口，就有一辆高级车停下来，上面坐着一个 50 多岁的身材魁梧的领导，他说："姑娘，这么晚了独自一人走山洞，要注意安全！"我告诉他没办法，下课就 9 点半了，走到这里就 11 点了。他说："你就是那个道歉的自学考试的同志吧？"我点了点头，他说："佩服！佩服！"他又对司机说："以后只要看见她，你就把她带上车。"后来我才知道，他是时任兰州军区副司令，后任国防大学校长邢世忠上将。

第三节　以讯学医

　　当时，残疾儿童康复中心经常有好心人来献爱心，领导决定为了唤起更多的人献爱心，让我们每个人周末轮流带两个患儿到东方红广场，让大家了解支持残疾儿童。一次，我和一个同事背着一个脑瘫患儿，拉着一个盲童，在公交车上找座位时，被一个妇女大骂："真是缺了八辈子德，养了两个残疾孩子。"同事一边哭一边说："我还是个大姑娘，这是康复中心的残疾儿童。"我们在广场上，很多人都围着我们，像看猴一样，但献爱心的也不少。

　　这一年冬天下了一场大雪，足足有一尺厚，扫雪困难，这时来了一辆军车，下来十几个解放军战士，他们手拿扫把、铁锹，不到两个小时就把院子的雪扫得干干净净。此时我萌生了写文章的念头，通过媒体宣传来扩大影响，于是我写出了《雷锋来到残儿中间》一文，总共不到一千字，投到《兰州晚报》，几天后就在头版头条发表了。几天后，办公室主任白老师告诉我，《甘肃日报》给了我们一个特约报道员的名额，院领导决定推荐我任这一要职，每周给我两个半天出去采访。我做梦都没有想到有这样的好事，我就利用这个时间，白天到甘肃中医学院和在校生一起学习，那里的老师都给我开绿灯，晚上写文章，减少了走山洞的次数。紧接着我又写出了《新生的希望，残儿的乐园》，投到一个小杂志社，但没有发表，我又去找他们，他们说文章暂时不能发表，我一气之下就把文章投到了《今日中国》杂志，没过多久就发表了。更可笑的是，后来那家没发表文章的杂志社，找到我的草稿也发表了。

就在这一年，《甘肃日报》举办"扶残助残"有奖征文活动。在这一次活动中，收到文章130篇，我写的《这里阳光更温暖》一文有幸获三等奖。给我颁奖的是残联宣教部的部长刘处长，她说恭喜你，我们残联系统，你是唯一获奖者。此后，来康复中心献爱心的人士陆续增多，我先后写出了《孤残儿童观灯记》《爱心》《军人的妻子》《他治愈我多年的疾病》《为了父亲的微笑》（获《兰州日报》自学成才有奖征文一等奖）及《别嫌我是女孩》《逆境锻炼我成长》等文章，我写的《温暖如春融融情》还被《龙源乡音海峡两岸》一书收录。

获《兰州日报》自学成才有奖征文一等奖

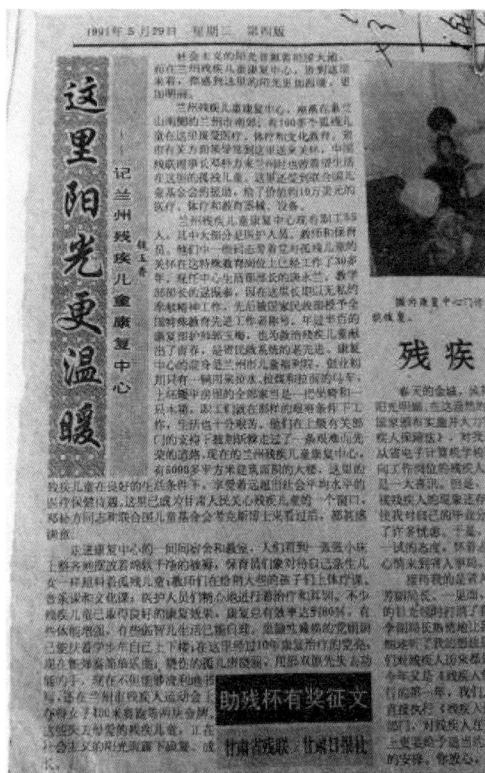

获《甘肃日报》残疾人有奖征文三等奖

第四节　大雪门外的听课生

我们上课的教室不固定，记得有一次突然搬到焦家湾一家军工厂的会议室上课，这一天又是下雪天，我换了3次车才找到教室，但已经上课了。这一天上的是医古文，因为学医古文太难，那些宾语前置、状语、古今字、通假字等，我都弄不懂。当时第一学期上课的一共有 60 多个学生，到学医古文时只有 20 多个学生，最后只有几个学生，只能几个班合并成一个班。我学习医古文就像蚂蚁背大山一样，压得我喘不过气来，我也想退学，但父亲"学医治病救人"的声音又在我耳边响起，再难我也要坚持下去，条件再差，我也能克服。

医古文老师是著名的宁教授，他在甘肃可以说是医古文界的元老，讲课既深奥又易懂，很多学生都说："要想通过医古文考试，必须听宁教授的课。"他对学生要求非常严格，大家知道是他讲课时，都提前到教室。宁老师有个规矩，只要一上课，谁迟到都不能进教室，听说有几个迟到的学生都被他赶出了教室，无规矩不能成方圆，所以他教的学生医古文的及格率都很高。我当时迟到了，想进去但不敢进去，又怕耽误听课，只好把书包当凳子，膝盖当课桌，在教室门口听老师讲课。我戴好手套，一字一句地做笔记。下课了，宁老师一开门就惊呆了，急忙问我："你怎么坐在这里，冷吗？"他拿起我的笔记本也很惊讶，又回到教室，看了几个同学的笔记，一声都没有吭。等到上课的时候，他第一句话就说："今天我打破规矩，以后魏玉香同学不管什么时候来上课都可以随时进教室，只允许她一人这样，因为她住在八里窑，交通不便，不能准时上课。"他又举起我的笔记本，让大家好好地看一下，他说："她在冰天雪地里记的笔记，都比我们有些人坐在温暖的教室里记得全。"从那以后，我什么时候到教室都能进去。

第五节　劝我退学的刘老师

同学们有一句顺口溜："生理生化，必定要挂；古文古文，难过线分。"大家都特别害怕这两门课，这也是我心中的一块石头。生理生化课的老师是甘肃中医学院（现甘肃中医药大学）生理生化教研室主任刘教授，一次我因值班未能到校听课，陈同学在电话里给我念老师的讲课稿，我把"神经胶质"这个名词写成了"神经胶枝"，刘老师在检查笔记时发现了我的错别字，非常生气。他很严肃地告诉我："我看你基础很差，还是退学吧！你很难考过。"老师的话音刚落，我感到五雷轰顶，天昏地暗，顿时当着全班同学的面号啕大哭。我这一哭把老师搞得非常尴尬，不知道说什么好。下课后他对我说："小魏，你求学的精神令人佩服。"然后给了我一张课程表，说道："这是我和董老师的上课表，有成大、函大、夜大、电大、自大的上课时间，不管你何时来上课都行。"这样一来，我上课机会更多了，我参加了自大课、成大课、在校生的课，反复听老师讲，又经常到实验室看老师在兔子、老鼠身上做实验。我把老师的讲稿全部写了三遍。记得中秋节，人家男女老少都团圆过节，我和陈同学跑到五泉山的山坡上，躺在一棵大树下，她看稿，我背课文，我看稿，她背课文，我们俩啃着干馍馍，吃着黄瓜，喝着矿泉水，把书不知道背了多少遍。考试结束后，刘老师在全班宣布："这次考试，我们班拿第一名的是魏玉香，也在全省名列前茅，得了89分啊！"

第六节 难忘的魏老师

今天提起笔来，我想说非常感谢甘肃中医学院（现甘肃中医药大学）的老师们，没有老师们的蜡烛精神，就没有我的今天，他们那一张张慈祥的面孔像电影一样，常常浮现在我的面前，一字一句讲解的甜蜜声音，像永不消逝的电波，时时响在我的耳边。让我记忆犹新的是魏老师，他是人体解剖教研室主任，年已花甲的他戴着一副高度老花镜，讲起解剖课时教室里鸦雀无声，让人好学易记。由于我经常值班，经常落下课，很多知识点我都弄不懂，严重影响了这门课程的考试成绩。我的同学陈某是一个能打能冲的人，她知道我的弱点，她说："你不要发愁，我和魏老师谈一下，让他给我们补课，一门课给他60元，相当于我们再报一门课。"当时魏老师很忙，没有时间，陈同学对我说："我们发扬雷锋的钉子精神，想办法让他给我们讲。"终于，魏老师答应给我们补课，他说："我有时间就给你们补，如果我没有时间，路老师补。"一个学期的时间，我们两个不管是白天、晚上还是周末，经常穿梭在老师办公室、教室和他们的家。我们还经常和在校的学生一起进入人体解剖标本室看标本、听课，这使我更清楚地了解颅脑神经、脊神经及骨骼，给我们解决了许多的难题。

考完试，我们两个都得了60多分，顺利通过了考试。后来，我们两个提着一只大红公鸡、两瓶麦乳精走到魏老师家，那只鸡还咯咯地叫，把魏老师弄得哭笑不得。当我拿出60元补课费时，他坚决不收，他说："你们刻苦学习的精神感动了我们。"我经常和在校的学生讲你们刻苦学习的精神，教育他们珍惜当下，好好学习。临走时，魏老师送给我俩一本《人体解剖学》，我们打开书一看，惊呆了，里面放着钱，是买大公鸡和麦乳精的费用。

我调到省康复中心后，他老人家经常到医院看望我，帮助我解决一些临床上难解决的疑难病，还经常教育我怎样做人，帮助我解决了很多狭隘的想法。让我最内疚的是2012年，我正在处理一个药物过敏的患者，学生叫我说："魏老师又来看你了。"我急忙到办公室，老师的面孔还是那样慈祥，他用温和的声音说道："小魏你好忙，再忙也要注意身体，老师看到你今天把事业干得红红火火，老师从心里高兴，今天走到这里顺便看看你。"但我发现他的面色发青，我问他："老师身体还好吧？"他说："快80岁的人了，就是有时头昏，没有大事。"这时，病房的同志又喊我抢救患者，他说："你忙吧。"我望着他的背影，看到他已是满头白发，步履蹒跚地离开医院。等我忙完手头的活去看望老师时，噩耗传来，魏老师因急性心梗去世了。我只能把眼泪咽到肚子里，祈祷老师去往极乐世界。还有讲针灸的刘老师，讲中医基础的温老师，讲诊断学的骆老师，他们都给我们义务进行过辅导。

1992年上半年，我的临床课考试全部通过，只剩哲学一门还没考，眼看就能拿到毕业文凭了，由于各方面的压力，工作、家庭、身体等压力，学习上我终于扛不住了。我当时的体重只有 41kg，还经常尿血、尿痛、尿急，到医院检查，诊断为肾结石。住进陆军第一医院，护士刚取下输液针，我就赶到考场，这次我考了 41 分，就是这一门课使我推迟毕业一年。毕业前临床答辩，我们是抽签回答，针灸科的刘教授说："恭喜魏大夫，这次答辩全省第一名。"这一年正好是庆祝自学考试 10 周年，我被评为兰州市自学考试十大优秀考生。《甘肃日报》记者马瑜发表《天道酬勤》一文，报道了我的事迹，甘肃省电视台报道了我们三名优秀学员，其中一名是自学成才的律师，一名是兰州市公安局的副局长，还有一个就是我。

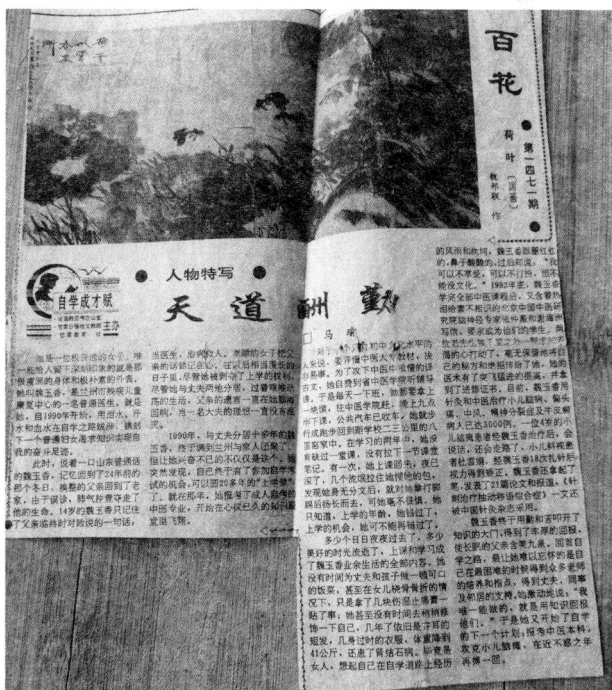

《甘肃日报》报道我的自学事迹

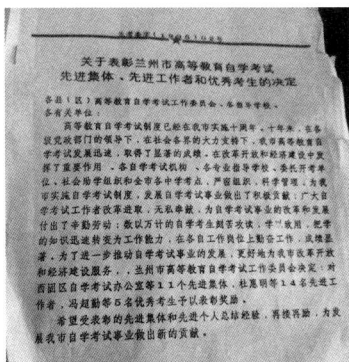

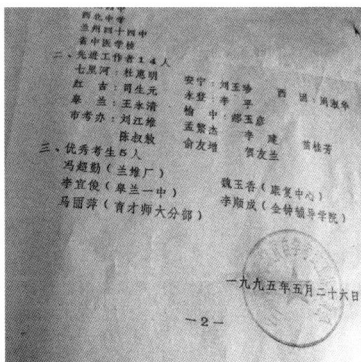

自学考试五大优秀考生

　　那天是一年一度的三八节，我晚上10点多到家。大女儿给我端上面糊糊，内疚地说："妈妈，今天我把衣服洗了，带着妹妹，还要写作业，把面条下在锅里忘了，成了面糊糊。"三岁的小女儿拿来一张画，上面画着一个女人提着篮子，带着两个孩子到商店里买菜。大女儿说："妈妈，你也和人家的妈妈一样得关心一下我们，不要只管你的学习，不管我们。近年来为了学习，家里的火药味越来越重，我都不能忍受了。"我面对两个孩子的批评，心如刀绞，我含着眼泪对女儿说："妈妈对不起你们，因为妈妈这一代，是流泪的一代，'文革'时期我失去了学习的机会，现在我要牢牢抓住学习的时间，因为妈妈需要很多的知识给患者治病，要完成你外公的遗愿——治病救人。"我的女儿也哭了。从那以后，她学习进步很快，当年还评上了"三好学生"。

第十八章

求学于中国中医科学院广安门医院

第一节　求学于谢海洲门下

　　1992 年下半年，医院安排我外出进修，在一个堂嫂的帮助下，我进入广安门医院进修。医院规定进修费为 1040 元，我是自费的。我在广安门医院有幸跟随现代中医药大师谢海洲学习。

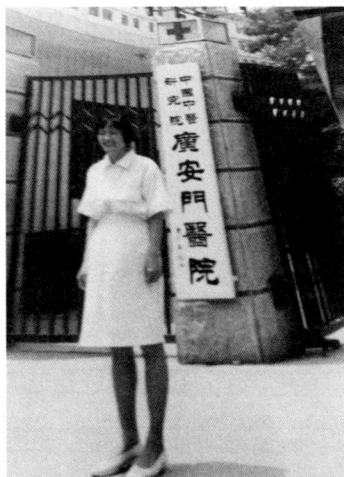

在中国中医科学院广安门医院进修

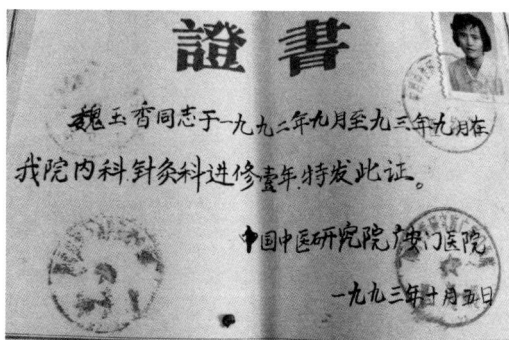

进修证书

谢海洲老师出身于中医世家，是北京中医药大学名誉教授，中国中医研究院（现中国中医科学院）广安门医院内科资深研究员、主任医师、博士生导师，曾任中华中医药学会内科分会顾问等职，从事内科疾病治疗60余年，在治疗风湿性疾病、脑血管病后遗症、颅脑外伤后遗症、神经系统疾病、癫痫、不孕不育症等方面有丰富的经验，发表论文300余篇，著书20余部。他还创制新方，用于治疗疑难病，如其研制的"补肾生髓汤"对再生障碍性贫血、血小板减少、白细胞降低等病效果明显；"补肾荣脑汤"对治疗痿证、痴呆、大脑发育不全等取得了较好的效果；"化瘀通络汤"治疗脑震荡后遗症临床效果有成效；治疗癫痫的"癫痫康"也有很好的临床疗效。1987年，"电子计算机模拟谢海洲老中医治疗颅脑损伤后遗症临床经验"荣获中国中医研究院科技三等奖、北京市科技进步三等奖；1989年，"电子计算机模拟谢海洲老中医治疗痹证临床经验"荣获中国中医研究院科技三等奖、北京市科技进步三等奖。谢海洲本人于1990年荣获国务院颁发的首批"有突出贡献的专家"称号。他自20世纪50年代初就从事中医教育事业，培养的大学生、研究生、中专生、进修生和西学中医生遍布海内外。门下有研究生20余名，全国名老中医经验继承人4名，均已成为中医药的骨干和栋梁。我有幸走进恩师的门下，多亏恩师的厚爱和提携。1992年到1994年，我在医学方面由堂入室，耳濡目染，学与日进。我上午跟随老师出门诊或查房，来诊的患者特别多，有时候中午2点多才能吃上饭。我下午到图书馆学习，晚上则整理老师的笔记。在这样一个专注健康的平台，老师让我们把病因病机辨明，辨治方法学活，辨治思路开阔，用方精准，疗效确切。也正是这个精力充沛的年龄，让我们更加如饥似渴地学习，实践求知。在恩师身边学习，许多问题经他一点拨便有茅塞顿开、豁然开朗之感。谢老提倡"发皇古义，融会新知"的观点，吸取了各家学说之长，他经常嘱咐我们要广泛学习中西医书籍，在实践中不断创新。现将他的宝贵经验总结如下。

热痹宜养阴

某病患，女，38岁。1年前因冒雨在田里干活，几天后手足小关节红肿胀痛，皮肤稍红，局部灼热；脊椎胀痛，肢体活动功能障碍，持物不能，行动艰难；全身低热或自觉全身有发热感，烦渴汗出。患者在当地服用保太松、强的松，但反复发作。现患者有多关节红肿热痛，遇寒痛减，高热，汗出，口渴。检查示血沉快、白细胞偏高。谢老用白虎苍术汤加生地黄12g，白芍15g，玄参12g，忍冬藤15g，茜草6g，土茯苓12g，穿山龙12g，桂枝6g。14剂，水煎服。

二诊时患者诉以上诸症好转，但关节红、肿、热痛，伴有全身汗出、烦渴等。老师在原方的基础上加麦冬、浮小麦、丹参。患者治疗两个月后来诊，以上症状基本好转。谢老指示将上药打成粉，每日服2次，每次6g。半年随访，病情稳定。

豁痰醒脑疗癫痫

某病患，男，6岁。3年前因高烧出现肢体抽搐，经治疗热退，但抽风经常发作，发作频繁，发作时口吐白沫，咬紧牙关，两眼上翻，四肢抽搐，全身抽搐，几分钟缓解后入睡。脑电图检查示异常，某医院诊断为小儿癫痫，服苯妥英钠等西药，其效不佳，不远千里从广州来求治谢老。谢老予以豁痰息风，定痫止抽。处方：胆南星3g，天麻6g，天竺黄3g，僵蚕6g，远志6g，石菖蒲10g，炒二丑3g，全蝎3g，琥珀2g，羚羊角粉3分（冲服）。水煎服，14剂。癫痫宁2粒，1日2次。2周后，患者抽搐次数明显减少，精神好转。在原方的基础上加鸡内金6g，续服7剂。三诊时家长告知患儿未见抽搐，食欲增加，一切正常。带药回家治疗，一年后随访，病情稳定。

谢老谈妙用仙鹤草

谢老说，仙鹤草不仅用于血证，还是治疗疲劳的强壮药。

此草临床用于治疗自汗、盗汗，无不效验。单味能收敛止血，又能养血补虚，还有解毒消肿之功。配墨旱莲，二者相须为用，既增强敛血、凉血止血之功，又有滋补肝肾、补虚养血之效。本药常与赤芍、白茅根配伍，治疗热淋，酌加黄柏、牡丹皮、瞿麦、知母；咳血者，酌加百部、侧柏炭、天花粉；衄血者，酌加龟甲、牡蛎；吐血者，酌加白及、石斛、芦根；便血者，酌加槐花、地榆；皮下紫癜者，酌加山茱萸、花生衣、肥大枣等；治疗功能性子宫出血属虚热者，常与沙参、麦冬、白芍、蒲黄、三七配伍；也可以配阿胶，二者相须为用，有收敛止血、滋阴补血、强壮补虚之功。主治肺结核吐血，常与麦冬、天冬、百部、三七同用；阴虚火旺者，酌加知母、栀子、墨旱莲、牡丹皮，有滋阴降火、收敛止血、强壮补虚之功；治疗心脏病，加炙甘草汤，常与黄芪、五味子、当归、生地黄、丹参相配，共奏强心补虚、活血调心之效；配连翘有强心作用，连翘功专解毒散结，且能清心除烦，既增强止血之功，又有补虚扶正之效；治血小板减少症，常与大枣、花生衣等配伍，以增强疗效。仙鹤草为强壮补虚、强心止血之要药，同时擅治各部位出血病症，无论寒热虚实皆可应用，临床常用于止血与补虚两个方面，往往用为主药。

三黑养荣汤治疗脑病

老年性痴呆属中医学"痴呆"的范畴，多由脑髓空虚，神机失用所致，临床主要表现为呆傻愚笨，记忆力、计算力、定向力障碍，反应迟钝，语言颠倒，举动异常等。本病的病因病机为痰瘀痹阻，气血不足，肾精亏损，脑髓空虚。由于脑为髓之海，肾主骨生髓，若肾精亏虚，则脑髓失充，神机失控，故出现反应迟钝、呆傻愚笨等症。

李某，女，46岁。1993年9月25日初诊。患者自3年前感到腰膝酸软，双下肢软弱，走路不稳，记忆力减退，语言不清，语无伦次，表情呆滞，方向感障碍，出门后找不到回家的路，眩晕，大便秘结，小便赤，纳差，口臭。舌质暗红，苔黄腻，脉沉实。在某医院CT报告示"基底节腔脑梗死，双颞部蛛网膜下腔增宽，提示脑叶萎缩"。谢老说该患者属于三焦湿热，气机不畅，肾精亏虚，痰瘀互结。治以清理三焦调畅气机，补肾化瘀，通窍醒脑。

处方：桑椹、黑芝麻、核桃、当归各12g，丹参9g，赤芍9g，白芍9g，天麻10g，生蒲黄10g，生麦芽30g，谷芽30g，枸杞子10g，菟丝子9g，水蛭3g，土鳖虫6g，地龙12g，怀牛膝12g，陈皮12g，水煎服，每日1剂。患者服30剂后，诸症大有好转，后将上药制成蜜丸（9g），每次1丸，每日2次。患者半年后眩晕好转，记忆力增强，走路平稳，目光呆滞症状基本消失。

老师还告诉我们，若心神意乱、睡眠不安、语无伦次、哭笑无常，加琥珀、莲子心；语言障碍加石菖蒲、郁金；神情淡漠、行为呆滞、记忆力障碍加苏合香末（入丸）。

谢老用健肾荣脑汤治疗颅脑损伤后遗症

健肾荣脑汤由以下方药组成：紫河车 9g，龙眼肉 9g，桑椹 15g，熟地黄 12g，当归 9g，丹参 12g，赤芍 9g，白芍 9g，太子参 10g，茯苓 6g，远志 9g，石菖蒲 9g，郁金 12g，生蒲黄 9g。每日 1 剂，水煎 2 次分服。谢老说，本方可在临床随证加减，偏于阴虚者，合用地黄饮子；偏于络脉瘀阻者，合用桃红四物汤。谢老还常用桑椹、黑芝麻、女贞子、菟丝子、山茱萸、何首乌、核桃仁等填精补脑。苏木、土鳖虫、牛膝、续断、骨碎补、鸡血藤、豨莶草等针对外伤之药也可随方加入。

瘀血阻络型头痛：痛有定处，痛如锥刺或剧痛，痛感日轻夜重。舌质暗，有瘀斑瘀点，脉涩。处方：桑椹、黑芝麻、核桃、当归各 12g，羌活 6g，苏木 12g，泽兰 9g，土鳖虫 6g，赤芍、白芍各 15g，刘寄奴 12g。头痛剧烈加全蝎 6g，蜈蚣 1 条；呕吐加旋覆花；肢体麻木加丹参；眩晕加菊花、天麻；耳聋加石菖蒲、郁金。

刘某，女，31 岁。1992 年 10 月 18 日因车祸头部受伤，意识丧失，昏迷，呼吸表浅，脉息微弱，CT 示脑颞叶有 2cm 血块。经某医院急救，开颅术后不久出院，同年 12 月 9 日来诊。家属代诉：患者头部刺痛，夜间痛甚，语言不利，睡眠差，恶心干呕，纳差食少，右下肢瘫软无力，不能步履，需人搀扶。查患者面色苍白，表情呆滞，神志不清，气短无力，舌淡尖红，边有瘀斑，苔白，脉沉稍滑略数。证属肝肾不足，脑髓空虚，兼有瘀血阻络。宜补益肝肾，充髓荣脑，佐活血化瘀法，予健肾荣脑汤加丹参 9g、红花 9g、穿山甲 6g 等化瘀通络之品。守其方终无所易，偶遇兼证稍加进退，调治 9 个月，诸症大减。谢老又将其配成丸，以巩固疗效，才能善始善终。一年后随访，患者已痊愈。

谢老告诉我们，颅脑损伤后遗症病情严重，疗程较长，守方尤为重要，需恪守不移，切勿浅尝辄止。待病情基本恢复后，嘱服成药，如桑椹膏、三黑汤制成蜜丸服等。

生铁落加减治疗精神分裂症

清代名医程钟龄（1662—1735 年，原字龄，亦名国彭）所著《医学心悟》中有生铁落饮一方。天冬（去心）、麦冬（去心）、贝母各三钱，胆南星、橘红、远志肉、石菖蒲、连翘、茯苓、茯神各一钱，玄参、钩藤、丹参各一钱五分，朱砂三分。用生铁落煎熬 3 小时，取此水煎药，服后安神静睡，不可惊骇叫醒，犯之则病复作，难乎为力。凡狂证，服此药二十余剂而愈者多矣。若大便闭结，先用滚痰丸下之。

张某，男，40 岁。1993 年 12 月 16 日初诊。患者于 3 个月前生气、受惊，彻夜不眠，骂詈不避亲疏，甚则登高而歌，弃衣而走，逾垣上屋，捶胸嚎叫，坐立不安，小便黄，大便干。医院诊断为精神分裂症，服西药冬眠灵 1 个多月，其效不佳，前来就诊。患者舌质红，苔黄腻，脉弦滑，此痰火结聚所致，或伤寒阳明邪热所发痰火。方拟重镇安神，兼清心肝邪火，用生铁落饮合百合地黄汤加减。生铁落 60g，生地黄 12g，麦冬 9g，远志肉 6g，浮小麦 20g，百合 30g，甘草 6g，炒酸枣仁 9g，胆南星 9g，合欢皮 15g，首乌藤 30g，辰灯芯 0.5g，白金丸 9g（分吞），7 剂。服汤药前，先服滚痰丸。

二诊：夜能入睡，情绪稳定，神志较清，舌红、苔黄见减，脉滑。原方去辰灯芯，续服 7 剂。

三诊：神清气爽，谈笑自如，自诉胸闷，叹气较适，舌尖红，脉弦细。加丹参 12g，黄连 10g，太子参 30g。随访至 1994 年 5 月未发。

谢老的高尚医德

我跟诊后有许多疑难问题只好到图书馆查资料，在这里也经常遇到谢老在看书，但我不敢打扰老师。一天我在去图书馆的路上，突然听到一个熟悉的声音喊我，回头一看，谢老骑着一辆旧自行车朝我过来。我们一起走进图书馆，他有着高大硬朗的身材，红光满面，耳聪目明，平易近人，我非常拘束的状态瞬间被"融化"了。他说："你又到图书馆，今天是国庆节，没有去天安门看看？来一次北京应该看一下天安门。"我告诉老师："'文革'期间我失去了学习的机会，现在分分秒秒的学习时间都要抓住。我来到贵院，感觉我就像是黄土高坡水窖里的一滴水来到浩瀚的知识海洋，处处都是宝贵的临床经验。我没有时间去玩，有时间我还要到协和医院学习内科、内分泌科，到东直门医院跟杨甲三学习单手进针的方法，到北京中医医院跟贺普仁学习火针。"我开始问老师的成长之路，老师告诉我，学医必须学两条，一是经典，二是本草。经典是理论源泉，是临床经验的结晶；本草是方剂的基础。他说，要注重医学经典的学习，同时要精通本草，在临床上选用精当，临证组方配伍着重于"散与收""攻与补""温与清""升与降""静与动"的辩证关系。他尤擅清热解毒、活血化瘀、扶正培本等法的具体应用。提倡古方，不能墨守成规，在古今方剂的基础上，汲取各家经验，对一些疑难病症深入研究，探其规律，制订有效方剂。

我跟诊时，老师的患者很多，所以我每次跟诊时抄方都抄得手腕发软，经常头晕，但患者再多，老师都看得非常细心。有时看完患者，老师都顾不上吃饭，还给他的学生审稿，讨论研究文章的要点及写序。我鼓足勇气说："老师，我也想总结您的临床经验著书。"他说："到时候，老师给你写序。我喜欢刻苦学习，不断总结，深入研究，出成果的学生。"他看了我的跟诊笔记和体会，高兴地说："成才的道路是坎坷的，只要刻苦学习，目标一定能达到。"当我谈到我在残疾儿童康复中心工作，有140名残疾儿童，特别是脑瘫的孩子非常难治时，老师叹口气后说："治疗脑瘫是世界难题，但世上无难事，只怕有心人。"此后，门诊只要有小儿脑病患者，老师总是给我讲得非常详细，他创立的补肾荣脑汤对治疗痿证、痴呆有很好的疗效；三黑汤治疗大脑发育不全等也取得了较好的效果；治疗脑震荡后遗症的化瘀通络汤也可用于治疗疑难病。有一次我很幸运，到老师家拜访，看到屋里都是书，书房的地上也都是书、杂志和报纸，几个书架堆得像小山一样。他的研究生说："谢老常常深夜伏案，撰写文章和书稿。"谢老是我们的学习楷模，他勤奋读书，手不释书卷，力学笃行，精神感人。我跟老师学到了知识，更学到了他高尚的品质。有时候，预约的患者很多，特别是外地的患者较多，他都主动要求周日加诊一次。我记得当时医院专家的挂号费一次是10元钱，周日的挂号费只有五毛钱，我问他："为什么挂五毛的号？"他笑嘻嘻地说："这是个人行为，把钱用在患者治病上。"我想到孙思邈在《大医精诚》中写道："凡大医治病，必当安神定志，无欲无求，先发大慈恻隐之心，誓愿普救含灵之苦。"

我和谢老经常电话联系，碰到疑难病也咨询老师。2005年我在印度尼西亚讲学，有一位痉挛性脑瘫患者，我请教老师，在电话里，老师用微弱的声音告诉我在原方的基础上加天麻、知母、钩藤。却不知，这竟是最后的告别。

为纪念谢海洲老师，我写下这首诗：

> 京城名医谢海洲，悬壶济世美名留。
>
> 春风化雨育桃李，探究本草展宏猷。
>
> 脑病顽疾新创立，治则三法深研究。
>
> 妙方传授千年流，师生情谊写春秋。

第二节　跟刘保延学习火针有感

进修期间，我还到广安门医院针灸科跟刘保延老师学习，他是原中国中医科学院常务副院长、中国针灸学会会长、世界针灸学会联合会主席、全国针灸标准技术委员会主任、世界卫生组织传统医学顾问、欧亚科学院院士。

他主要用火针治疗。刘老师毫无保留，手把手地教我们火针，怎样持针，针尖离火的距离，烧到什么程度等，都一一说明。一次，有一个同学进针的方法不对，老师就让我们每一个同学准备一张X光的片子，把它钉在墙上练习进针方法。他说："进针手腕不要软，一定要有力。"我们几个同学每天晚上在治疗室反复练习进针的手法。最让我记忆犹新的是，他用火针治疗慢性腹泻。他给我们讲，在临床上用火针治疗腹泻要重视辨证论治。

慢性腹泻之脾胃虚弱证

临床症状：大便时溏时泻，水谷不化，饮食减少，脘腹胀闷，面色萎黄，四肢乏力，舌胖淡红，苔薄白，脉细弱而缓。

治法：健脾和胃，化湿止泻。

取穴：中脘、天枢（双）、足三里、脾俞、胃俞、上巨虚、下巨虚。

刺法：用细火针，快速点刺，每次3~5穴，每穴2~3下，交替使用，隔日1次。

慢性腹泻之脾肾阳虚证

临床症状：五更泻多晨起而泻，凌晨始则腹部绕脐痛，泻后而安，伴见形寒肢冷，腰膝酸软，舌质淡，苔白，脉沉细。

治法：温肾健脾，固涩止泻。

取穴：天枢（双）、大肠俞、小肠俞、肾俞、命门、长强。

刺法：长强穴用中粗或细火针，快速深刺，进针0.5~0.8寸，斜向进针，注意不要刺伤尾骶及肛肠。其余穴位交替使用，每次3~5穴，用中号火针，快速点刺，每穴可刺2~3下，隔日行针。

病案1：张某，女，45岁，果农。自述慢性结肠炎3年，反复性腹痛，腹泻，大便不成形，便内有黏液和不消化谷物，体重明显下降，气短乏力，纳差，服用中西药物，其效不佳。1993年春求治于刘老师。病机为脾肾阳虚，运化失职，宜温肾健脾止泻，用细火针点刺。取中脘、天枢、大肠俞、小肠俞、阴陵泉、脾俞、命门，隔日1次。针后诸症大减，5次后诸症好转，7次后痊愈。半年后随访未复发。

病案2：刘某，男，5岁。患者因近日吐泻不止而就诊，曾服黄连素2天，未效。症见轻度脱水貌，体温37.5℃，腹泻4~5次／日，间发呕吐，肠鸣音亢进，肛周发红，肢软尿赤，大便水样，呈黏液，舌淡，苔薄白，脉细弱。本病的病机为中焦受寒，胃肠不和。治以温中散寒，调理肠胃。捏督脉、膀胱经诸脉，再用细火针点刺中脘、天枢、气海、足三里。治疗3次而愈。

小儿哮喘证

临床症状：急性发作，呼吸气促，喉中哮鸣，胸膈满闷，面色苍白，口唇发绀，频频汗出，喘不得卧，指纹青紫。寒哮者，遇冷感寒发作，喘促咳嗽痰多，痰色白清稀，呈泡沫状，鼻流清涕，身寒肢冷，苔薄白，脉弦滑。热哮者，痰黄黏稠，咯痰不爽，身热烦躁，大便干，小便黄，舌红苔黄，脉滑数。

治法：宣肺平喘。

取穴：肺俞、太渊、定喘、鱼际。

刺法：用细火针快速点刺，深刺以透肤为度，隔日行针1次。

加减：伴咳嗽咯痰者，加火针点刺或毫针中强度刺激丰隆、尺泽；伴咽痛者，加三棱针点刺商阳、少商。

病案：张某，女，9岁，学生。1993年12月12日初诊。患者于1年前冬天感冒后咳嗽、哮喘，近日因受凉发病，入院后予抗生素、止咳祛痰药治疗9天，症状稍缓，但未能控制。哮喘昼轻夜重，气急难卧，体温36.5℃，咳嗽，吐白痰。胸透示两肺纹理增粗，舌苔白，脉浮滑。诊断为哮喘性支气管炎。针刺定喘、风门、肺俞、合谷、列缺、尺泽、太渊、天突、内关，针后在大椎、肺俞用细火针快速点刺，深刺以透肤为度。治疗3次，无哮喘发作。后为巩固疗效，又治疗10次。2月随诊，未再复发。

本人在进修期间，因受潮，双膝关节疼痛难忍，行走困难，刘老师给我用火针治疗1次，至今未复发。我今时有感而发，写下这样的诗句：

> 世联主席刘保延，
>
> 研究银针神州传。
>
> 小小火针治百病，
>
> 为民除疾感动天。

第三节 跟高立山学独特的选穴法

高立山主任医师是中国、德国、西班牙针灸学会会员，北京医疗事故鉴定委员会委员，擅长用针灸治疗痛症、胃病、中风后遗症，临床多针药并用，配合子午流注针法。著有《高立山针灸荟萃·针灸心扉》《高立山针灸荟萃·针灸心传》《高立山针灸荟萃·针灸心语》等专著。

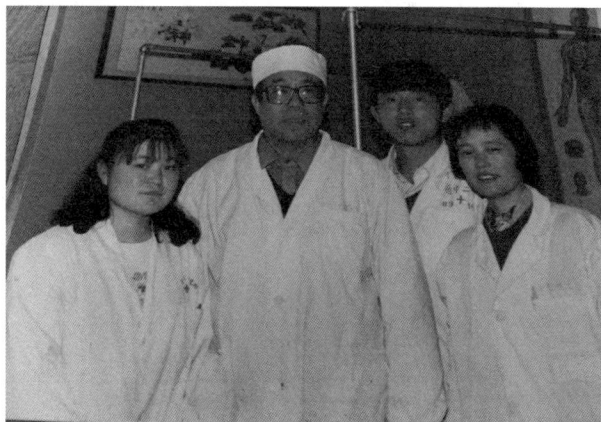

和高立山老师在一起

高立山治面瘫经验

面瘫即周围性面神经麻痹，是以口角、眼向一侧㖞斜为主症的疾病。主要病因是由于风寒之邪侵袭面部，导致经气阻滞，经筋失养，气血不和，筋肉纵缓不收。高立山认为，面瘫多因风寒袭络，故选用葱白连根带须煮水，以热气熏患部，达辛温散寒、通络祛邪的目的。面瘫日久多瘀，可点刺患侧眉弓处、颧髎穴、口腔内咬齿线部位，实为"治风先治血，血行风自灭"之意。

病案：刘某，男，47 岁，工人。患者右侧面部麻木不适，说话时感觉下唇增厚 3 天。3 天前在车间工作着凉，晨起刷牙发觉口角流涎，遂来进行针灸治疗。查右额纹消失，眼裂增宽，露睛流泪，右鼻唇沟变浅，口角下垂，歪向健侧，患侧不能皱眉、蹙额、露齿、闭目、鼓颊，舌淡，苔白，脉数。治疗时患者取仰卧位，穴取"面瘫十二针"，即二白（阳白、四白）、二竹（攒竹、丝竹空）、二风（风池、翳风）、地仓、颊车（均用患侧），合谷、足三里（均用双侧），一共十二针。局部常规消毒后，行平补平泻手法，每日针 1 次，先针 6 次，再隔日针 1 次，再针 6 次，共 12 次为 1 个疗程，病愈。

高立山治中风经验

高老师讲，王乐亭老中医是北京中医医院针灸科的已故老中医，一生医术高超，由于擅长使用金针，所以人们习惯称其为"金针王乐亭"。他为我们临床积累了许多经验，至今仍在临床发挥作用，特别是他在脑血管疾病（中风）方面的成就很突出，具体如下。

手足十二针：主要治疗半身不遂。取穴为曲池、内关、合谷、阳陵泉、足三里、三阴交（均取双侧穴位）。针刺时先健侧，后患侧。

十二透：主治中风后遗症，功能未复，正气未虚者。主要穴位为肩髃透臂臑，外关透内关，曲池透少海，环跳透风市，合谷透劳宫，曲泉透膝阳关，阳陵泉透阴陵泉，绝骨透三阴交，足三里透承山，昆仑透太溪，丘墟透照海，太冲透涌泉。

督脉十三针：适用于腰膝无力，难以站立的患者。取穴为百会、风府、大椎、身柱、陶道、神道、至阳、筋缩、脊中、悬枢、命门、腰阳关、长强。

老十针：主治中风卧床时间过长，食欲不振者，同样适用于胃脘痛。取穴为上脘、中脘、下脘、气海、天枢（双侧）、内关（双侧）、足三里（双侧）。

中风失语方：主治中风失语。取穴为廉泉、天突、通里、照海、风府、哑门、风池、翳风。

中风通便方：主治中风便秘。取穴为阳陵泉、足三里（相当于大承气汤）；支沟、天枢、照海（相当于缓泻方，治疗虚性便秘）。

病案：张某，女，53岁。语言不利，左侧上、下肢活动不利一月余。患者1个月前突发头目眩晕，口眼㖞斜，语言不利，在某医院诊断为脑梗死，病情稳定后出院。患者神志清，语言欠流畅，口角稍偏，左侧上、下肢肌力4级，痛觉减弱，左侧上、下肢锥体束征阳性，舌左偏。食欲尚可，二便调，舌红，苔少，脉沉细。辨证为阴虚阳亢，肝风内动，中风中经络。治宜滋阴潜阳，平肝息风，疏通经络。取穴：廉泉、天突、通里、外关透内关、曲池透少海、环跳透风市、合谷透劳宫、阳陵泉透阴陵泉、绝骨透三阴交、足三里透承山、百会、风府、大椎、筋缩、悬枢、命门、腰阳关、长强。百会点刺放血，余穴平补平泻。悬枢、命门、腰阳关、长强用补法。每日治疗1次。

三诊时，患者精神好转，肢体活动部分恢复，手能握物，头晕目眩明显好转。高老师见效不更方，针法不变，连续治疗10余次，休息7天，继续下一个疗程，3个疗程后症状完全消失。半年后随访未复发。

第四节　跟张仲薇给陈景润针灸

张仲薇老师毕业于上海第一医学院医疗系，任广安门医院针灸科主任、主任医师，先后四次作为中国针灸专家组成员赴国外援助。

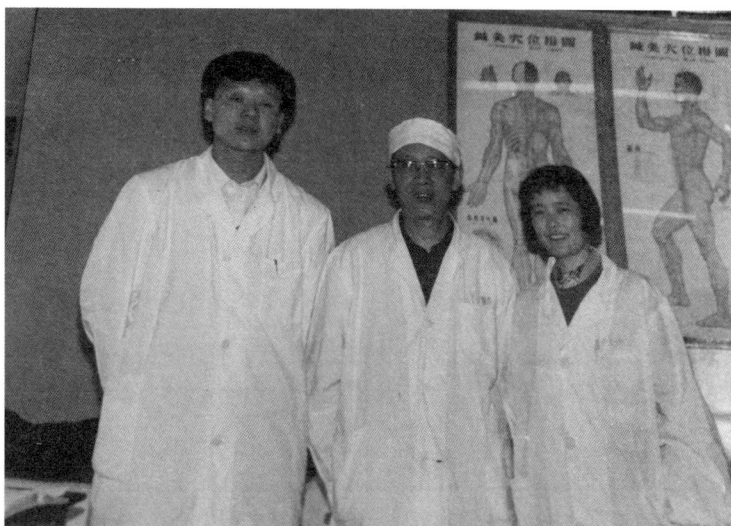

和张仲薇老师在一起

有一次，张老师给数学家陈景润针灸，治疗帕金森病。陈教授住在医院的高干病房，每周张老师给他针灸，常用的穴位有四神聪透百会、神庭、风池、内关、合谷、足三里、太溪。每次针合谷和内关时，陈景润都不让扎，护士给他输液体，他也要求把针扎在脚上，因为他要用手看书。有时候谢海洲老师给他开的中药，护士把药端到他面前，经常都是放凉了，护士在病床前命令他才喝进去的。我每次给他拔针时都特别紧张，不敢和他讲话，怕打扰他。他一有时间都在看书，时间长了，我和他开始说一些简单的话。

有一次，我鼓起勇气问他："陈老师，能否传授一下您的成功之路？"他说："看书。"他的这句话使我找到医学路上前进的方向，我每次学习累了不想学习时就想起这句话。

张老师虽然不善动笔，但临床患者很多，对治疗中风偏瘫、颅脑外伤、抽动秽语综合征、多动症、周围神经损伤有丰富的经验。1994年12月，我写的《张仲薇针刺治疗抽动秽语综合征2则》一文，发表在了《中国针灸》杂志上。

第五节　冯兴华老师治风湿经验

冯兴华老师是中国中医科学院广安门医院风湿免疫科主任医师，教授，博士生导师，国家中医药管理局著名中医药专家学术经验传承博士后导师，第四批全国老中医药专家学术经验继承工作指导老师，国家中医药管理局风湿病重点学科学术带头人，享受国务院政府特殊津贴。跟随谢海洲、方药中教授，受其言传身教，成为中国治疗风湿病的第一人。他从事中医的临床医疗、科研和教学工作近50年，擅长治疗类风湿关节炎、强直性脊柱炎、系统性红斑狼疮、干燥综合征、硬皮病、皮肌炎、骨关节炎、痛风等多种风湿性疾病及内科等杂病。主持国家科学技术委员会课题、国家自然科学基金课题、中国中医科学院广安门医院多项课题。获中华中医药学会科技进步二等奖1项。主编、参编著作6部，发表论文20余篇。下面分享一些冯老师临床治疗痹证的实录。

湿热痹阻型类风湿关节炎

湿热痹阻型类风湿关节炎，症见关节红肿热痛，疼痛较剧，皮下有风湿结节，或呈红斑，伴有发热、口干、烦闷不安，舌质红，苔黄腻或白腻，脉滑数或濡数。冯老师认为，本型在热痹中占大多数，如热重于湿，治宜清热燥湿，方用生石膏、知母、生地黄、苍术、金银花、连翘、黄柏、丹参、忍冬藤、茜草等。湿重于热者，治宜燥湿泄热，方用黄柏、苍术、牛膝、薏苡仁、茯苓、泽泻、木瓜、当归、茵陈、蚕沙等。冯老师认为，治疗本病时祛湿是关键，在用淡渗利湿药的同时，配益气活血药，疾病后期酌加僵蚕、蜈蚣之类的虫药，加强祛风通络镇痛的作用。

病案：王某，男，68 岁。1993 年 6 月 4 日初诊。关节疼痛半年，加重半个月。患者双手近端指间关节红肿疼痛，颞颌关节疼痛，张口困难，咀嚼困难。晨僵约 2 小时，午后潮热，身体困倦，大便溏，小便黄，舌质红，苔白腻，脉滑数。实验室检查示 ESR60mm/1h，RF（＋）。中医辨证为湿热痹阻型，湿重于热。治宜燥湿泻热，通络止痛。处方：苍术、连翘、黄柏、蚕沙（包煎）、茵陈、生地黄、丝瓜络、木瓜各 10g，薏苡仁 20g，牛膝、茯苓各 10g。7 剂，每天 1 剂，水煎服。药后关节红肿疼痛已减，晨僵约 1 小时。随症加减忍冬藤、黄芪、当归、僵蚕等，连服 30 剂，诸症均除，查 ESR20mm/1h，RF（－）。

寒湿痹阻型类风湿关节炎

寒湿痹阻型类风湿关节炎，症见发病较缓，关节肿痛变形，晨僵时间较长，不红热，怕冷恶风，舌质淡，苔薄白或白腻，脉沉弦。治宜温经散寒，除湿通络。方用附子、白术、桂枝、芍药、片姜黄、生地黄、老鹳草、威灵仙等。

病案：刘某，女，57岁。1993年6月5日初诊。患者患类风湿性关节炎已8年，经多方求治，其效不佳。诊见双手近端指间关节、腕、膝及踝关节均肿痛，怕冷，关节肿胀不红，喜热敷，可出现掌指关节半脱位，手指向尺侧偏屈，甚至手指变形。患者活动受限，晨僵约2小时，乏力，纳食尚可，二便正常，舌质淡，苔白微腻，脉沉弦。辨证属寒湿痹阻型，治宜温经散寒，除湿止痛。处方：制附子、防风、麻黄、桂枝、防己、生地黄、当归黄各10g，威灵仙20g，白芍、片姜黄、老鹳草各15g，细辛3g。服药半个月后，关节疼痛减轻，晨僵减为1小时左右。上方加虫类药连服3个月，关节胀痛消失，活动度明显增加，但近端指间关节畸形无改变。

肝肾亏虚型类风湿关节炎

症见关节疼痛变形，屈伸不利，腰膝冷痛，酸重无力，乏力自汗，畏寒恶风，舌质暗，苔薄白，脉沉细弱。治宜补益肝肾，祛湿止痛。处方：独活寄生汤加减。偏于肾阳虚者加附子、淫羊藿；偏于肾阴虚者加枸杞子、黄精；病久气血亏耗者加黄芪、白术、防风等。

病案：尹某，男，61 岁。1994 年 5 月 11 日就诊。患者双手近端指间关节肿痛 12 年，诊断为类风湿关节炎，近半年双腕、膝、踝关节均肿痛，晨僵约 3 小时，腰膝酸软，怕冷，气短自汗，舌质淡，苔少，脉沉细。证属肝肾亏虚，肾阳不足。治宜温补肝肾，益气养血。方用独活寄生汤加减。处方：当归 20g，巴戟天、桑寄生、党参各 10g，独活、川芎、防风、赤芍、杜仲、补骨脂、桑枝、牛膝、熟地黄各 10g，制附子 6g，细辛 3g。每天 1 剂，水煎服。患者服药 1 周后，关节疼痛减轻，晨僵亦减 1 小时，继加全蝎 6g，蜈蚣 2 条，党参 30g，白术 30g，连服 60 余剂，周身关节疼痛及晨僵消除，手指屈伸较灵活，但关节畸形未改变。